Manuelle Therapie, Manuelle Medizin, Osteopathie

Manuelle Therapie, Manuelle Medizin, Osteopathie

Claudia Winkelmann, Lothar Beyer, Petra Günther

Claudia Winkelmann
Lothar Beyer
Petra Günther

Manuelle Therapie, Manuelle Medizin, Osteopathie

Wissen – Kompetenz – Performanz

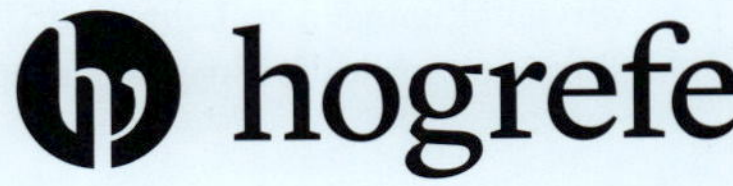

Claudia Winkelmann, Prof. Dr. rer. med., Professorin für Betriebswirtschaft und Management, Alice-Salomon-Hochschule Berlin
Lothar Beyer, Prof. Dr. med. habil., Facharzt für Physiologie und Herausgeber der Fachzeitschrift „Manuelle Medizin“
Petra Günther, MSc Gesundheitspädagogik/Health Education, Physiotherapeutin

Bibliografische Information der Deutschen Nationalbibliothek
Die Deutsche Nationalbibliothek verzeichnet diese Publikation in der Deutschen Nationalbibliografie; detaillierte bibliografische Daten sind im Internet über http://www.dnb.de abrufbar.

Anregungen und Zuschriften bitte an:
Hogrefe AG
Lektorat Gesundheitsberufe
z. Hd.: Barbara Müller
Länggass-Strasse 76
3012 Bern
Schweiz
Tel: +41 31 300 45 00
info@hogrefe.ch
www.hogrefe.ch

Lektorat: Barbara Müller
Herstellung: Daniel Berger
Umschlagabbildung: Cavan Images, Getty Images
Umschlag: Verlags-Herstellung
Satz: Claudia Wild, Konstanz
Druck und buchbinderische Verarbeitung: Multiprint Ltd., Kostinbrod
Printed in Bulgaria

1. Auflage 2024

(E-Book-ISBN_PDF 978-3-456-96333-4)
(E-Book-ISBN_EPUB 978-3-456-76333-0)
ISBN 978-3-456-86333-7
https://doi.org/10.1024/86333-000

Inhaltsverzeichnis

CanMEDS – Die Zukunft im Gesundheitssystem

Von allen in der Gesundheitsversorgung beteiligten Berufsangehörigen werden heute nicht nur fachliche Fähigkeiten und Fertigkeiten erwartet. Mehr noch: Therapeut:innen[1], Pflegende und Ärzt:innen haben selbst den Anspruch sinnstiftender Tätigkeit und wollen bspw. auf Augenhöhe im interdisziplinären Team oder in Vertretung für die ihnen anvertrauten Patient:innen aktiv sein. Das sogenannte CanMEDS Rollenkonzept spiegelt diese Vielfalt der Berufsrollen wider. CanMEDS wurde ursprünglich in Canada als Rahmenkonzept für die allgemeinmedizinische Ausbildung entwickelt. Zwischenzeitlich dient es sowohl in verschiedenen Ländern in der Medizinausbildung als auch für die therapeutischen Qualifikationen als Grundlage für die Curricula und lebenszyklusorientierte Personalentwicklung. Das Modell umfasst sieben Berufsrollen (**Tabelle 1**).

Nach dem Verständnis des Rollenmodells kann keine der Berufsrollen eigenständig für sich stehen. Das Rollenmodell ermöglicht eine gewisse Ordnung und Strukturierung. Mit ihm kommt zum Ausdruck, dass sich die notwendigen Kompetenzen für eine optimale Gesundheitsversorgung überschneiden. Dennoch können diesbezügliche Kernaspekte identifiziert werden (siehe **Abbildung E-1**). Die einzelnen Titel dieser Buchreihe sind den jeweiligen Berufsrollen zugeordnet und unterstützen deren Entfaltung.

1 In diesem Buch verwenden wir unterschiedliche Schreibweisen, um geschlechtsneutral zu bleiben. Auch wenn wir zumeist aus Gründen der Lesbarkeit die männliche Sprachform oder eine neutrale Form bei personenbezogenen Substantiven und Pronomen verwenden, impliziert dies keinesfalls eine Benachteiligung der jeweiligen anderen Geschlechter.

Tabelle 1: CanMEDS Rollen im Überblick

CanMEDS-Rollenbezeichnung	Anwendungsbezug	Aktivität	Praxis
Medical Expert	Expert:in	primär patientennah	berufsspezifische Tätigkeit
Health Advocate	Sozialarbeiter:in	primär patientennah	Stärken der Selbstwirksamkeit, Aufzeigen von Potenzialen
Professional	Professionsangehörige:r	primär patientennah	ethisches, empathisches, respektvolles und gesellschafts-orientiertes Handeln
Collaborator	Teamplayer	primär patientenfern	aktives Mitwirken im Behandlungsteam
Communicator	Kommunikator:in	primär patientenfern	Sammeln, Aufbereiten und adäquates Weitergeben von Informationen
Scholar	Wissensmanager:in	primär patientenfern	lebenszyklusorientierte, selbstmotivierte berufliche Entwicklungsarbeit inkl. der Erfahrungsweitergabe
Manager	Verantwortungsträger:in	primär patientenfern	Organisation, Innovation und Anpassung von Strukturen und Versorgungsprozessen

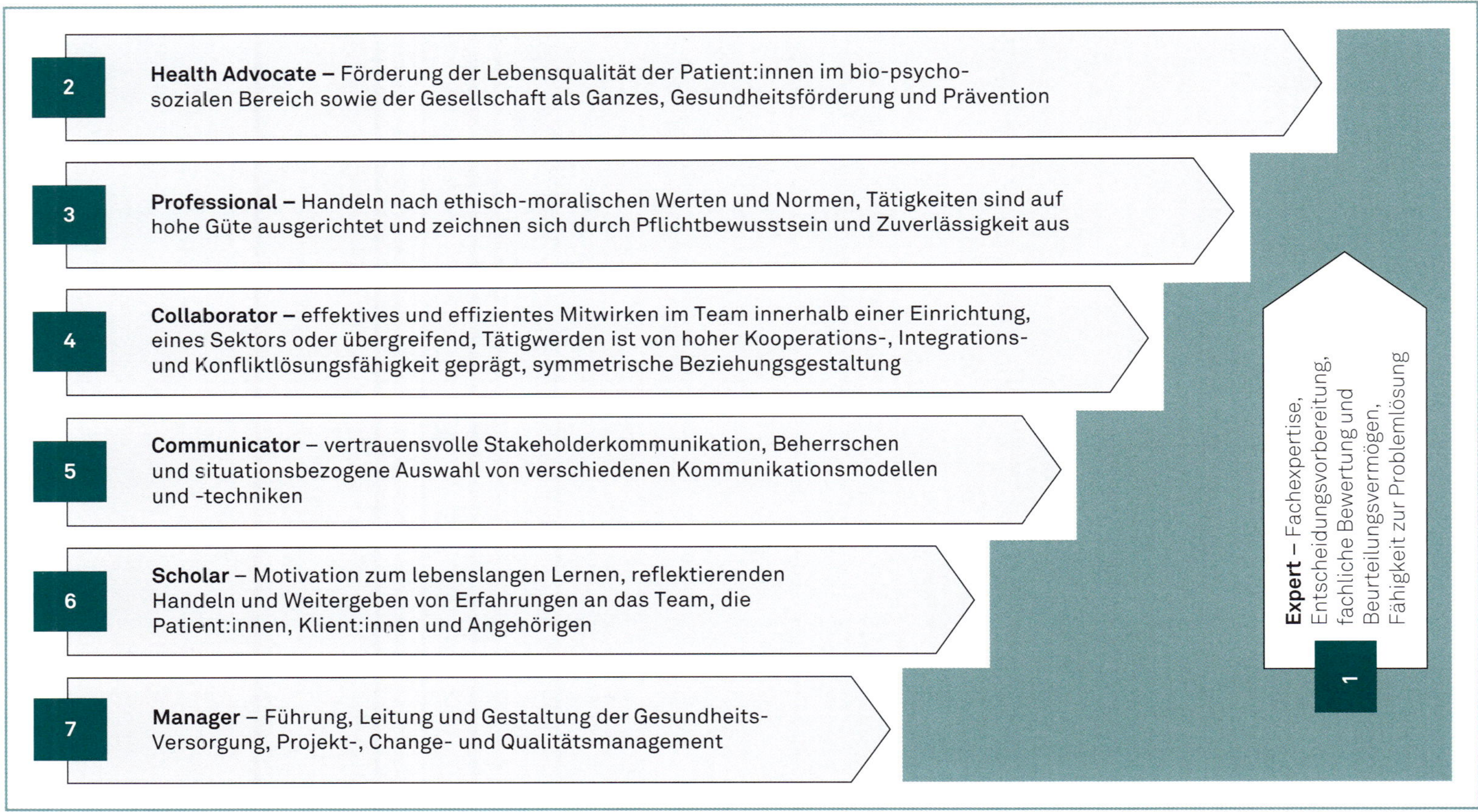

Abbildung E-1: Zusammenhang der Berufsrollen zur optimalen Gesundheitsversorgung

Einführung zur Rolle als Medical Expert für Gesundheitsversorgung

Es liegt nahe, dass die Rolle Expert:in für Gesundheitsversorgung eine besondere Stellung im CanMEDS-Konzept einnimmt (Abbildung E-1). Nach dem CanMEDS-Verständnis kann sich Experte nur nennen, wer sich der weiteren Rollen bewusst ist und auch hierin Expertise erlangt. Ebenso wird eine grundständige Qualifikation für einen Beruf in der Gesundheitsversorgung als Basis angenommen. So muss beispielsweise die Physiotherapeutin auch die Organisation der eigentlichen Intervention wie Raum, Materialien oder Terminierung, aber auch die Kommunikation mit anderen Berufsgruppen oder den Teammitgliedern im Blick haben. Erst das Zusammenspiel und Ausfüllen aller Rollen macht den Gesundheitsexperten aus. Nicht selten – und das belegen auch Untersuchungen unter den Berufsangehörigen der Gesundheits- und Gesundheitsfachberufe – werden die mit den anderen Rollen verbundenen Aufgaben als weniger wichtig angesehen oder sogar bewusst oder unbewusst abgelehnt, z. B. die Rolle „Manager“. Dabei handelt es sich häufig um eine Haltung oder Einstellung. Interprofessionelle und interdisziplinäre Zusammenarbeit, Kommunikation, reibungsarme Organisation der Abläufe, Einhaltung von Vereinbarungen, Empathiefähigkeit, keine Allmachtsphantasien, Selbstfürsorge, Wille zum lebenslangen Lernen und zur Weitergabe von Wissen, wertschätzende Kommunikation mit allen Beteiligten sind quasi Grundlagen für das funktionierende Miteinander in der Gesundheitseinrichtung und bereiten somit den Boden für die optimale Versorgung der anvertrauten Patient:innen.

Die Berufsangehörigen der Gesundheitsberufe und Gesundheitsfachberufe erfüllen mit ihren Fähigkeiten und Fertigkeiten eine durch nichts zu ersetzende Funktion in der Gesellschaft – dies speziell auch mit Blick auf die demografische Entwicklung, den medizinisch-technischen Fortschritt und die Zunahme der Komplexität von Gesundheit und Krankheit. Dabei stehen die bio-psycho-sozio-kulturellen Aspekte der anvertrauten Patient:innen im Mittelpunkt aller Maßnahmen und Konzepte der Versorgung. Gleichwohl sind ethische, wirtschaftliche und rechtliche Rahmenbedingungen einzuhalten. Damit wird wissenschaftliches Denken und Handeln notwendig im Spiegel der Praxis und uneingeschränkter Reflexionsbereitschaft.

Die Rolle Expert:in für Gesundheitsversorgung umfasst im Kern medizinisches Fachwissen (übergreifend und disziplinär), wissenschaftliches Arbeiten (Forschung, Recherche), fachpraktische Fähigkeiten und Fertigkeiten (Intervention, Behandlung) sowie klinische Entscheidungsfindung (Bewertung, Vorausschau, Verantwortungsübernahme). Der Einsatz bezieht sich auf den ambulanten, teilstationären und/oder vollstationären Versorgungssektor in Prävention und Gesundheitsförderung, Kuration, Rehabilitation und/oder Palliation. Aufgrund der extremen Ausdifferenzierung sind Expert:innen für Gesundheitsversorgung erforderlich. Sie sind wissenschaftlich fundiert in Theorie und Praxis aus-, fort- und weitergebildet. Sie üben ihren gewählten Beruf eigenverantwortlich und selbstständig aus, sorgen in diesem Zusammenhang eigenständig für umfassenden Erkenntnisgewinn und nehmen Gelegenheit zur Fort- und Weiterbildung wahr, so z. B. im Rahmen von Zertifikatskursen, Einzelseminaren oder Kongressen. Ausschlaggebend aber ist die Performanz, das heißt das gelingende Anwenden von Kenntnissen, Fähigkeiten und Fertigkeiten sowie das professionelle Verhalten gegenüber allen Beteiligten und sich selbst im Sinne der Selbstfürsorge.

Relevantes Wissen, Forschung und Recherche, klinische Fähigkeiten und Fertigkeiten in Prävention, Kuration, Rehabilitation und Palliation sowie ethische Grundhaltungen und ein positives Menschenbild prägen die Rolle Expert:in für Gesundheitsversorgung. Die inhaltlichen Aspekte sind einerseits das erkrankungsbezogene Wissen zu

- Begrifflichkeit,
- Epidemiologie,
- Pathophysiologie,
- Ätiologie,
- Klinik,
- Diagnostik,
- Therapie,
- Prognose,
- Prävention und
- Versorgungspfaden.

Andererseits geht es um die erkrankungsbezogene Handlungskompetenz in

- diagnostischen Verfahren,
- therapeutischen Verfahren und Maßnahmen,
- Erste-Hilfe-Maßnahmen und Notfallmaßnahmen und
- Präventionsmaßnahmen.

In diesem Fachbuch wird der Fokus auf erkrankungsbezogenes Wissen gelegt mit dem Wunsch, dass aufgrund der Verwendung zahlreicher Beispiele, Praxisbezüge und Vorlagen die Anwendung in der

Praxis gelingt und damit die Entwicklung bzw. Weiterentwicklung von Handlungskompetenz gefördert wird.

Ziel ist es, dass Pflegekräfte, Physiotherapeut:innen, Ergotherapeut:innen, Ärzt:innen als Expert:innen für Gesundheitsversorgung unter Integration aller CanMEDS-Rollen eine ihrem Berufsstand und Ausbildungsgrad entsprechende, ethisch fundierte, patient:innen- und klient:innen-zentrierte Gesundheitsversorgung realisieren und zwar entlang des gesamten Gesundheitsversorgungsprozesses (**Abbildung E-2**). Dieser hier im Fachbuch zugrunde gelegte Prozess setzt auf einem Fundament an Wissen sowie dem Willen, dieses Wissen in der Gesundheitsversorgung anzuwenden, auf. Er verläuft dann vom ersten Patient:innen- bzw. Klient:innenkon-

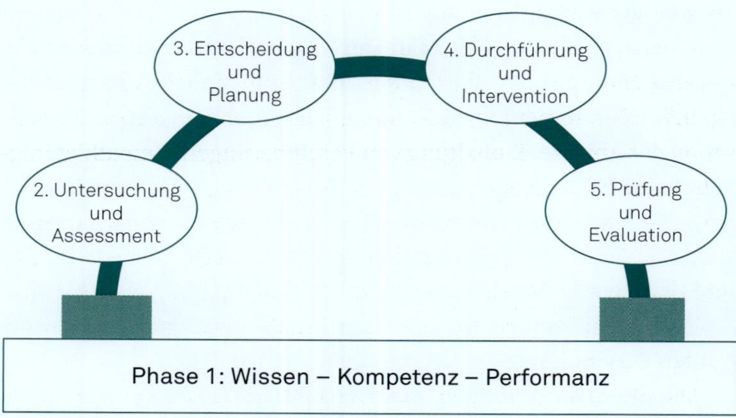

Abbildung E-2: Grundlegender Gesundheitsversorgungsprozess

takt mit der Untersuchung und Befunderhebung über die Therapiezielformulierung und -planung, die Maßnahmenauswahl und -durchführung bis hin zur Verlaufskontrolle und Evaluation. Die im Zuge des Gesundheitsversorgungsprozesses gewonnenen Erkenntnisse fließen wiederum als interne und externe Evidenz in das Fundament ein und bilden somit einen erweiterten Ausgangspunkt für den nächsten Zyklus. Dazu sind Expert:innen für Gesundheitsversorgung unter dem Wirtschaftlichkeitsgebot in der Lage, präventive, diagnostische, therapeutische, rehabilitative und/oder palliative Maßnahmen angemessen, effektiv und effizient einzusetzen.

Hierfür nutzen sie ihre Kompetenz in den weiteren CanMEDS-Rollen (Winkelmann & Helmer-Denzel, 2021; Winkelmann & Rogalski, 2021; Winkelmann & Helmer-Denzel, 2022; Winkelmann & Görgner, 2023).

Jeder einzelnen der fünf Phasen sind Definitionen, Instrumente, Modelle und Ansätze zugeordnet, die für die Realisierung der betreffenden Phase besonders relevant scheinen. Die Zuordnung ist je nach Betrachtungsweise zum Teil variabel und zur optimalen Gesundheitsversorgung haben alle Phasen gleichermaßen Gewicht.

Das Buch ist eine Einladung, sich als Expert:in für Gesundheitsversorgung zu begreifen, zu reflektieren und sich sowohl persönlich als auch fachübergreifend weiterzuentwickeln. Dies ist insbesondere in der Verantwortung als aktiv Mitwirkende in der Gesundheitsversorgung und der Beziehungsgestaltung mit Patient:innen, Klient:innen, Angehörigen und anderen Akteur:innen im Gesundheits- und Sozialwesen bedeutsam.

Tipp zur Nutzung des Buches

In diesem Buch wird mit Blick auf die weiter zunehmende Komplexität der Versorgung im Gesundheitswesen die Rolle Medical Expert (Gesundheitsexpertin und -experte) fokussiert. Die fünf Kapitel des Buches sind entlang eines einfachen Modells des Gesundheitsversorgungsprozesses (hier mit Fokus auf die Manuelle Therapie aus Sicht der Physiotherapie) angelegt. Dieses heuristische Modell dient der Strukturierung.

Zunächst führt jedes Kapitel theoretisch in die jeweilige Prozessphase ein. Im Kapitel selbst – also einer Phase im Rahmen der Manuellen Therapie – werden inhaltliche Aspekte, die in dieser Phase relevant sind, näher beleuchtet. Dabei handelt es sich um spezielle Definitionen, Instrumente und Denkansätze. Diese Aspekte werden anschließend in inhaltlicher Reihenfolge beschrieben. Wesentlich ist, dass die getroffene Auswahl keinen Anspruch auf Vollständigkeit erhebt. Vielmehr soll damit eine Grundlage geschaffen und die Anregung zur weiteren Vertiefung und zum Praxistransfer gegeben werden. Zu jedem Inhalt gibt es weitere Beispiele, um die Brücke zwischen Theorie und Praxis zu schlagen. Wenn Sie bereits Lösungen erarbeiten mit Patienten, die an Funktionsstörungen oder Schmerzen erkrankt sind, dann kann dieses Fachbuch eine Art Bestätigung sein. Mit der Vielfalt im Buch möchten wir Sie gern inspirieren, auch neue und weitere Ansätze kennenzulernen, andere Instrumente auszuprobieren und für die erfolgreiche Gesundheitsversorgung einzusetzen.

Die Fachbuch-Reihe „Gesundheitsversorgung mit CanMEDS“ möchte an die einzelnen CanMEDS-Rollen heranführen. Damit sich dieser Anspruch erfüllt, wird im Buch auf einen starken Theorie-Praxistransfer mit Anwendungsbeispielen geachtet. Den Duktus haben wir bewusst „backrezeptartig“ gehalten. Neben kurzen Texten im immer gleichen Aufbau: Synonym, Definition, Prinzip und Praxistipp, finden Sie zu jedem Aspekt eine ergänzende Grafik, Abbildung, Tabelle oder weiteres Material. Einerseits soll damit das Verständnis erleichtert werden. Andererseits können Abbildungen und Tabellen auch als Muster oder Kopiervorlage dienen, z.B. im Rahmen der Dokumentation, Aufklärung und Edukation. Damit können Sie sich mit der anspruchsvollen Rolle Medical Expert, insbesondere Medical Expert für Manuelle Therapie, Manuelle Medizin und Osteopathie bei Funktionsstörungen und Schmerz, auseinandersetzen und eigene Situationen reflektieren. Hierfür wird in diesem Fachbuch mit Querverweisen innerhalb des Buches sowie auf die bereits verfügbaren Titel der Reihe mit weiteren CanMEDS-Rollen gearbeitet. Zudem haben wir am Ende des Buches die verwendete Literatur zur weiteren Vertiefung aufgelistet.

1 Wissen – Kompetenz - Performanz

In diesem Kapitel des Fachbuchs (**Abbildung 1-0**) soll ein breites und tiefes Wissensfundament gelegt werden. Es ist Voraussetzung für Kompetenz, also das Anwenden des Wissens im Rahmen der Manuellen Therapie, und die notwendige Performanz, d.h. die erfolgreiche Patientenversorgung.

Manuelle Medizin basiert auf neurophysiologischen und biomechanischen Zusammenhängen. Gestörte sensomotorische Regulation (S. 36) führt zu segmentalen Dysfunktionen (S. 58). Auf spinaler Ebene entstehen über die segmentale Zuordnung somatosensorische und vegetative Fehlleistungen. Klinisch zeigen sich lokale Schmerzen (S. 38), „Referred-pain"-Syndrome sowie diffuse viszerale Beschwerden. Über myofasziale Strukturen (S. 62) können diese Fehlfunktionen in andere Körperregionen übertragen werden und

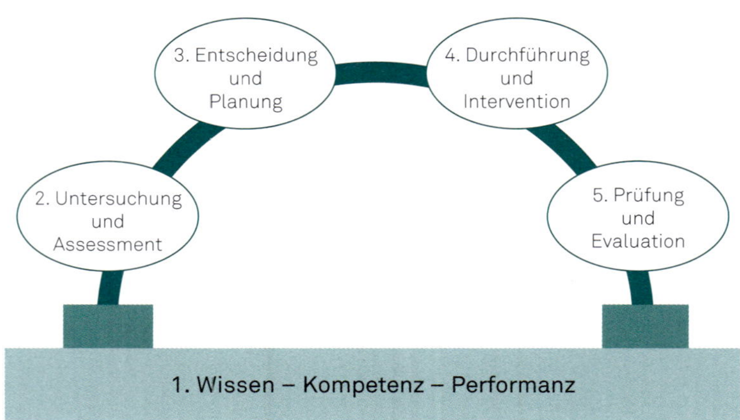

Abbildung 1-0: Grundlegender Gesundheitsversorgungsprozess

von dort ausgehend wiederum über die segmentalen neuronalen Verschaltungen weitere Folgeerscheinungen nach sich ziehen. Diese Zusammenhänge sind Gegenstand der Manuellen Medizin und Manuellen Therapie.

Der therapeutische Erfolg manueller Interventionen entsteht durch gezieltes Beeinflussen des propriozeptiven Systems, wodurch die sensomotorische Regulation verbessert werden kann. Propriozeptive Reize wirken zudem direkt schmerzhemmend im Zentralnervensystem (ZNS). Primäre Zielorgane der manuellen Techniken sind Gelenke (S. 78), myofasziale Strukturen und auch die Viszera. Es werden propriozeptive Reize mit gezielter segmentaler Zuordnung gesetzt.

Das Verständnis der neurophysiologischen und biomechanischen Zusammenhänge ist für die Differenzialdiagnose essenziell, insbesondere bei scheinbar inkonsistenter Befundkonstellation. Auch strukturelle Pathologien können reflektorisch zu Dysfunktionen (S. 42) führen. Ob die strukturelle Pathologie oder die Dysfunktion führend für das klinische Bild verantwortlich ist, lässt sich häufig durch eine probatorische Manuelle Therapie beurteilen. Ist die Manuelle Therapie indiziert und wird sie sauber durchgeführt, besteht ein exzellentes Nutzen-Risiko-Verhältnis für den Patienten bzw. die Patientin.

Manuelle Therapie und osteopathische Therapie sind die von Physiotherapeutinnen und Physiotherapeuten erbrachten Leistungen der Manuellen Medizin, Funktionsmedizin (S. 32) und Osteopathie. Alle manualtherapeutischen Konzepte (S. 24) befassen sich mit dem gezielten Untersuchen und Behandeln von Funktionsstörungen (S. 52) und Schmerzen (S. 38) des Bewegungssystems.

Das Bewegungssystem besteht aus dem Bewegungsapparat (Skelett, Muskeln, Gelenke, Sehnen, Bindegewebe), der funktionell verbunden ist. Er wird durch das ZNS mit den auf- und absteigenden Nervenbahnen unter Einbezug aller sensorischen Informationen über Propriozeptoren und die speziellen Sinnesorgane kontrolliert und gesteuert. Die menschliche Bewegung setzt sich aus Reflexmotorik und Willkürbewegung zusammen. Die Haltung (Stabilität) ist Bestandteil jeder Bewegung (Dynamik).

Manuelle Medizin und Osteopathie werden häufig synonym verwendet. Osteopathie, wenn sie sich nicht als Bestandteil und Erweiterung der Manuellen Medizin versteht, betont die Selbstheilungskräfte des Organismus. Sie basiert neben medizinisch-wissenschaftlichen Grundlagen auch auf Vorstellungen, die mit den heutigen wissenschaftlichen Methoden nicht nachweisbar sind, wie z. B. dem primären respiratorischen Rhythmus.

Eine der Wurzeln der Manuellen Medizin, wie sie in der zweiten Hälfte des 20. Jahrhunderts in Deutschland eingeführt wurde, ist die von A. T. Still in den USA in den 1870er-Jahren begründete Lehre der Osteopathie. Dabei wird mit Handgrifftechniken verschiedenster Art (ursprünglich aus einer Volksmedizin entstanden) auf fast alle Lebensvorgänge des Körpers Einfluss genommen. Viele der sogenannten osteopathischen Techniken sind wirksam anzuwenden und nutzen neurophysiologisch nachvollziehbare Denkmodelle. Da „Osteopathie“ auch allgemein die Bezeichnung für eine Knochenerkrankung (von altgr. ὀστέον, ostéon, „Knochen“ und πάθος, páthos, „Leiden“) ist, wurde in Deutschland in der Medizin die Bezeichnung „Chirotherapie“ gewählt und später in den heutigen Begriff „Manuelle Medizin“ geändert. Manuelle Medizin ist Osteopathie und Osteopathie ist Manuelle Medizin. Entsprechend betitelte Philip Greenman (1996) sein Lehrbuch der Osteopathie mit „Manual Medicine“. Im Einzelnen gibt es große Übereinstimmungen:

- Diagnostik (S. 82): Beide benutzen die schmerzhafte Spannung (S. 46), die funktionelle Asymmetrie, das Bewegungsausmaß (S. 88) und die Gewebeveränderungen.
- Therapie: Beide verwenden Muskel- und Faszientechniken (S. 142), Mobilisationen (S. 140) und Manipulationen (S. 144) sowie gezielt die freie bzw. gesperrte Richtung.

Ein Vorgehensprinzip lautet: Finde die funktionellen Zusammenhänge – behandle die entscheidenden Punkte – nutze gezielt die zweckmäßigsten Techniken.

Die Qualifizierung für Manuelle Medizin und Manuelle Therapie in Deutschland erfolgt als Weiterbildung (S. 28) nach den Empfehlungen der Spitzenverbände der gesetzlichen Krankenversicherungen. Ähnliche Weiterbildungsangebote existieren für die Osteopathie und osteopathische Therapie, allerdings dahingehend nicht standardisiert, so dass auch Laienpersonen diese absolvieren können. Bei entsprechendem Qualifikationsnachweis sind die Leistungen der Manuellen Medizin und Manuellen Therapie in aller Regel und für Osteopathie und osteopathische Therapie zunehmend bei den gesetzlichen Krankenversicherungen abrechnungsfähig.

1.1 Übersicht der Aspekte

Manuelle Therapie und osteopathische Therapie

Gemeinsamkeiten und Unterschiede		
Kriterium	**Osteopathische Therapie**	**Manuelle Therapie**
Qualifikation in Deutschland	Nicht mit dem Gemeinsamen Bundesausschuss (G-BA) konsentiert und damit ungeregelte Fortbildung für Ärztinnen und Ärzte, Physiotherapeutinnen und Physiotherapeuten, Heilpraktikerinnen und Heilpraktiker, Laien	Seit 1976 Zusatzweiterbildung für Ärztinnen und Ärzte, Physiotherapeutinnen und Physiotherapeuten, turnusmäßige Fortbildung nach Erstzertifizierung
Anwendung	Funktionsstörungen (eingeschränkte Bewegungsfreiheit, Gewebsspannung) im Bewegungssystem, an inneren Organen, Nerven und der Sinnessysteme	Funktionsstörungen im Bewegungssystem mit myofaszialen Verspannungen, Gelenkshypomobilität und Schmerz
Untersuchung	Im Mittelpunkt liegen myofasziale funktionelle Verknüpfungen (Ketten), Zirkulation der Körperflüssigkeiten (Blutkreislauf und Lymphsystem, Nervensystem) Berücksichtigung der Selbstheilungskräfte Vorgehen nach den drei Prinzipien • Parietal • Viszeral • Kraniosakral	*Symptombezogen*: Wiederherstellung der Gelenkfunktion; lösen von muskulären sowie faszialen Verspannungen und damit auch Beseitigung der Ursache von Schmerzen Generelle Ursachenbehandlung Unterstützung der Selbstheilungskräfte Aufklärung zur Prävention
Behandlung	Manuelle Techniken	Manuelle Techniken
Theoretischer Ansatz	Osteopathische Philosophie: • Körper, Geist und Seele (geprägt durch die Umwelt) als Einheit • Abhängigkeiten zwischen Struktur und Funktion • Fähigkeit zur Selbstheilung	Naturwissenschaftlicher Ansatz: • Bio-psycho-soziales Modell • Verbindung Struktur und Funktion • Zentralnervensystem (ZNS) kontrolliert Motorik, Organfunktionen sowie Lern- und Anpassungsfähigkeit
Evidenz	Häufig werden empirische Methoden eingesetzt, die nicht zwangsläufig mit externer Evidenz belegt sind.	i. d. R. evidenzbasiert
Krankenkassenleistung	i. d. R. Eigenleistung, in den letzten Jahren auch durch gesetzliche Krankenversicherung übernommen	Durch gesetzliche Krankenversicherung übernommen, Heilmittel auch nach Heilmittelkatalog verordnungsfähig

Tabelle 1-1: Manuelle Therapie und osteopathische Therapie

Synonym

MT, OT

Definition

Manuelle Therapie und osteopathische Therapie sind die aus der ärztlichen Manuellen Medizin (MM) und ärztlichen Osteopathie abgeleiteten Kenntnisse und Fertigkeiten im Rahmen der Physiotherapie. Die osteopathische Therapie gliedert sich entsprechend der Philosophie der Osteopathie in drei Konzepte:

- *Parietale osteopathische Therapie*: Untersuchung und Behandlung sind praktisch identisch mit der Manuelle Therapie,
- *Viszerale osteopathische Therapie*: Zielrichtung ist die Mobilität der inneren Organe sowie ihrer umhüllenden Strukturen,
- *Kraniosakrale osteopathische Therapie*: mit heutigen wissenschaftlichen Methoden nicht eindeutig bewiesen, geht von zusammenhängenden Rhythmen zwischen den kranialen und den sakralen Regionen aus.

Prinzip

Nach einer auf Schmerzen (S. 38) und/oder Funktionsstörungen (S. 49) bezogenen Untersuchung (S. 70) und Befunderhebung sind die Ziele der Manuellen Therapie/osteopathischen Therapie die Beseitigung von Funktionsstörungen sowie damit Linderung bzw. Beseitigung von Schmerzen am Bewegungssystem (S. 19).

- Manipulationen (S. 145) und Mobilisationen (S. 141) lösen hypomobile reversible Gelenkstörungen auf (Blockierung, S. 59).
- Sanfte Weichteiltechniken sind auf Muskeln (S. 47), Sehnen, Nerven und Bindegewebe (Faszien, S. 63) gerichtet (Behandlungstechniken, S. 136).

Manuelle Therapie und osteopathische Therapie gehen davon aus, dass der Körper über Selbstheilungskräfte verfügt und dass diese durch die Methoden und Techniken der Manuellen Therapie/osteopathischen Therapie gefördert werden können. Neben der eigentlichen Behandlung mit meist aktiver Mitwirkung des Patienten gehört zur Therapie auch die Aufklärung (S. 132) zu präventivem Verhalten, das auch auf die Stärkung der Selbstheilungskräfte des Körpers gerichtet ist. Die eingesetzte Bewertung der Befunde und die Interventionen der Manuellen Therapie und im parietalen Konzept der osteopathischen Therapie beruhen auf neurowissenschaftlichen und klinischen Erkenntnissen. In der viszeralen und kraniosakralen osteopathischen Therapie werden häufig empirische Methoden eingesetzt, die bisher nicht oder ungenügend durch Studien mit hohem Evidenzlevel bestätigt werden konnten.

Praxistipp

Die Untersuchung und die Behandlung mit den Händen sind wirksam und effizient und trotz technischer Fortschritte nicht ersetzbar (Haptik, S. 76).

Konzepte der Manuellen Therapie

- Der Körper ist eine Einheit. Alle seine Teile sind im Kontext des Gesamtorganismus.
- Krankheit ist eine Reaktion des Körpers als Ganzes. Veränderte Funktion und Struktur eines Teils nehmen einen unphysiologischen Einfluss auf andere Teile und damit auf den gesamten Körper.
- Der Körper besitzt eigene Mechanismen der Abwehr und Wiederherstellung, des Ausgleichs gestörter Gleichgewichte.
- Das Nervensystem spielt eine dominante Rolle im Krankheitsgeschehen.
- Bei jeder Erkrankung gibt es eine somatische Komponente, nicht nur für die Manifestation der Krankheit sondern auch für deren Entstehung.
- Die Behandlung dieser somatischen Komponente hat enorme therapeutische Bedeutung, da hierdurch alle anderen Komponenten gestärkt werden können.
- Unter dieses Konzept fallen nach Korr (1947):
  - die „osteopathischen" Erfahrungen aus der Praxis,
  - der übertragene Schmerz und
  - das Konzept der Krankheitsentwicklung nach Speransky: Die vorhandenen Irritationen, Endzündungsprozesse oder Pathologien des Muskels, der Haut, der Viszera oder Nervenstrukturen mit den verschiedenen funktionellen und strukturellen Veränderungen kann man als „Neurodystrophie" bezeichnen.

Diese Hypothesen nach Korr (1947) benennen ein allgemeines Konzept der „Osteopathie", dessen einzelne Punkte auch dem Verständnis der Manuellen Therapie (Medizin) entsprechen.

Abbildung 1-1: Konzepte der Manuellen Therapie (angelehnt an Korr, 1947)

Synonym

Manualtherapeutische Konzepte

Definition

Physiotherapeuten entwickeln Kenntnisse und Fertigkeiten der Manuellen Therapie in der Basisausbildung (Erstausbildung in der Physiotherapie) und aufbauend als Weiterbildung nach den Empfehlungen der Spitzenverbände der gesetzlichen Krankenversicherungen.

Inhalte und Techniken der Manuellen Therapie werden von den Schulen (Akademien, Weiterbildungseinrichtungen) der Deutschen Gesellschaft für Manuelle Medizin, der physiotherapeutischen Verbände sowie von Berufsfachschulen für Physiotherapie und auch im Rahmen eines einschlägigen Studiums an Hochschulen angeboten.

Prinzip

Die Manuelle Therapie wie auch die osteopathische Therapie entstanden als eine Spezialisierung in der Physiotherapie aus den Konzepten der Manuellen Medizin und der Osteopathie (Einleitung, S. 19). Alle befassen sich mit dem gezielten Untersuchen und Behandeln von Funktionsstörungen und Schmerzen.

Da die Untersuchungs- und Behandlungstechniken ein hohes Maß an praktischen Fertigkeiten und Erfahrungen erfordern und die manuellen Fertigkeiten nur durch Weitergabe über erfahrene Lehrende entwickelt werden können, haben sich in der Anfangsphase der Entwicklung der Manuellen Therapie um einzelne Lehrende Schulen (Akademien) gebildet. Ihre Konzepte sind mit den Namen dieser Lehrer verbunden: Kaltenborn (S. 26), Maitland, McKenzie, Cyriax, Berliner Schule u. v. m.

Praxistipp

Die Spitzenverbände der gesetzlichen Krankenversicherungen sind um Einheitlichkeit der Inhalte, Techniken und Weiterbildungsgestaltung zum Zertifikat „Manuelle Therapie“ bemüht. Der Weiterbildungsträger stellt ein Zertifikat über den erfolgreichen Abschluss der Weiterbildung aus, das zur Abrechnung der Leistung bei den gesetzlichen Krankenversicherungen nachgewiesen werden muss.

Kaltenborn-Evjenth® Konzept

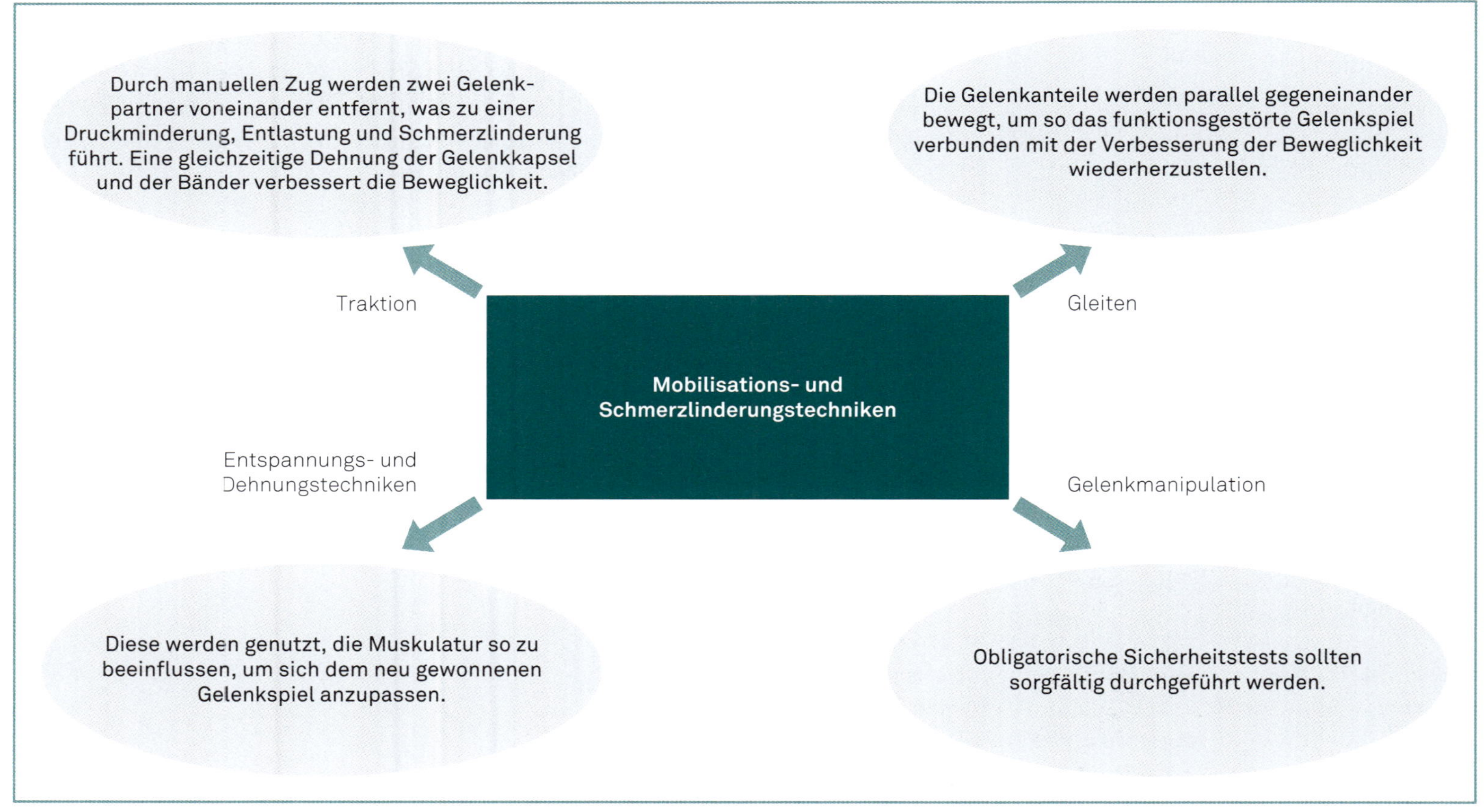

Abbildung 1-2: Kaltenborn-Evjenth® Konzept

Synonym

Nordisches Behandlungskonzept

Definition

Die norwegischen Physio- und Manualtherapeuten Freddy Kaltenborn und Olaf Evjenth haben in den 1950er-Jahren ein manualtherapeutisches Konzept entwickelt, das heute als „Kaltenborn-Evjenth® Konzept" bzw. als „Nordisches Behandlungskonzept" bekannt ist. Das Konzept unterscheidet sich nicht grundsätzlich von den Konzepten anderer Weiterbildungsträger für Manuelle Therapie (Manuelle Therapie/osteopathische Therapie, S. 27), ist aber im deutschsprachigen Raum sehr verbreitet.

Prinzip

Sogenannte Gelenk-Tests, die die Therapeuten mit speziellen Handgriffen anwenden, um Bewegungsstörungen (S. 79) zu lokalisieren und zu analysieren sind Schwerpunkt des Konzeptes. Dabei stehen ihnen gezielte gelenkschonende und meist schmerzfreie Behandlungstechniken zur Verfügung, die bei Funktionsstörungen (S. 52) der Gelenke neben krankengymnastischen Techniken Anwendung finden. Die Therapeuten passen die Dosierung sehr genau an den Patienten an und kontrollieren die Fortschritte während der Behandlung (Sanduhr, S. 115). Wichtig ist eine gute Compliance des Patienten (Winkelmann & Görgner, 2023), da durch Selbstübungen (S. 152) der Behandlungserfolg gesteigert werden kann.

Zum Kaltenborn-Evjenth® Konzept gehören auch Übungen zur Automobilisation, muskuläre Rehabilitation und Techniken zur Mobilisation des Nervensystems. Indikationen (S. 118) sind alle reversiblen Bewegungseinschränkungen am Bewegungssystem (S. 19). Zielstellung ist die Schmerzfreiheit und Mobilität des Patienten.

Praxistipp

Mobilisationskeile sind eine Besonderheit im Kaltenborn-Evjenth® Konzept. Zur gezielten Mobilisation (S. 140) von Extremitäten- und Wirbelsäulengelenken stehen den Therapeuten Mobilisationskeile unterschiedlicher Größe zur Verfügung. Diese bestehen aus Polyurethan. Damit wird einerseits ein Gleiten auf der Unterlage verhindert und andererseits der optimale Weichheitsgrad gewährleistet. Diese Keile sind nach Anleitung durch den Therapeuten auch für ausgewählte Übungen zur häuslichen Anwendung (S. 152) geeignet.

Weiterbildung

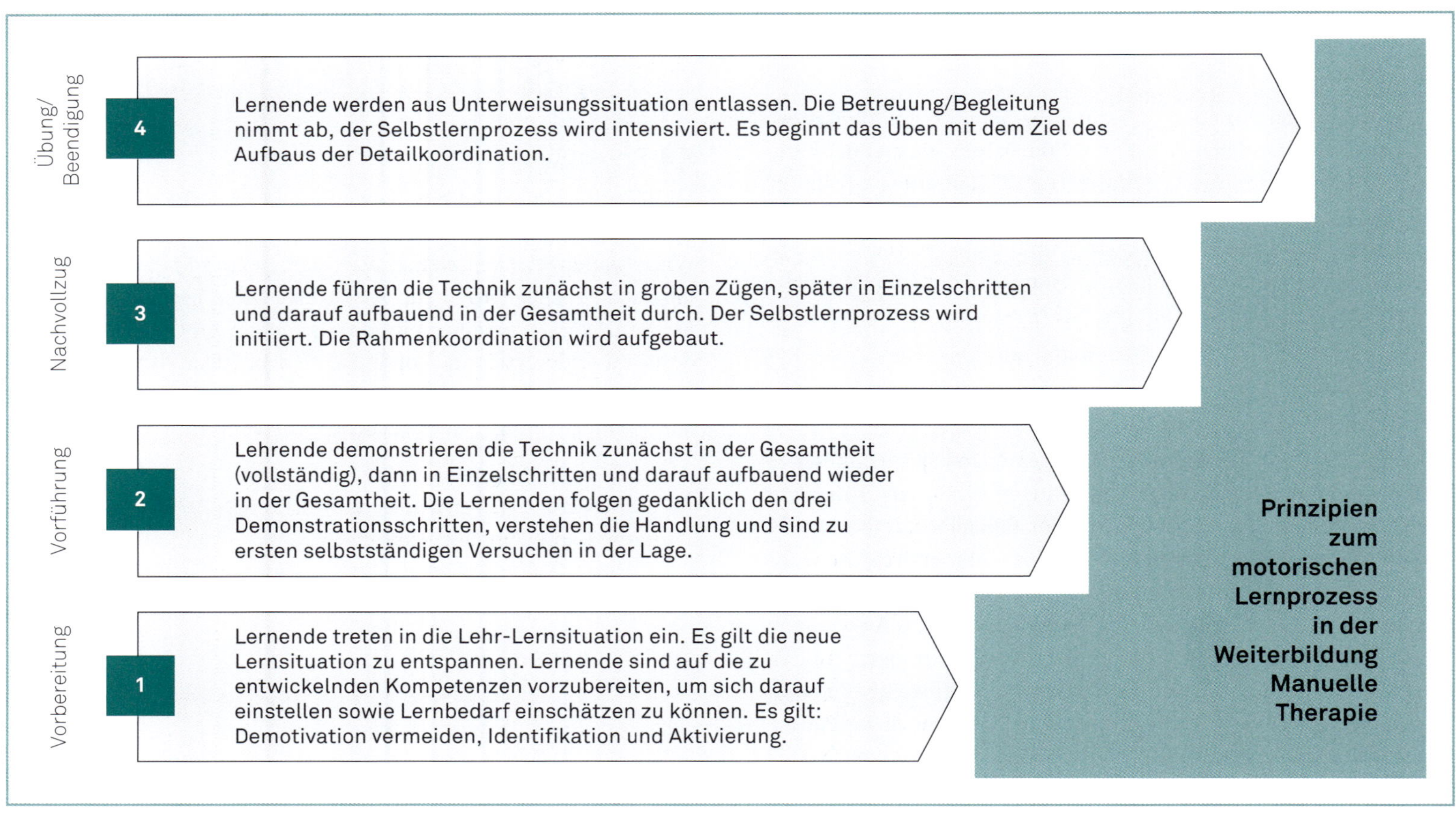

Abbildung 1-3: Weiterbildung

Synonym

Zertifikat, Qualifikation, Zertifikatskurs

Definition

Die Weiterbildung ist in Deutschland im Vertrag über die Versorgung mit Leistungen der Physiotherapie gemäß § 125 Absatz 1 SGB V geregelt.

Manuelle Therapie umfasst die vom Physiotherapeuten ausgeführten manuellen Behandlungstechniken (S. 138), die zur Untersuchung und Behandlung von Gelenkfunktionsstörung (S. 79) als muskuläre, reflektorische Fixierung durch gezielte Mobilisation (S. 140) oder durch Anwendung von Weichteiltechniken (S. 142) dienen.

Zudem wird der Patient in einem Eigenprogramm (S. 152) in der Automobilisation und Autostabilisation geschult. Die Erweiterung der Fähigkeiten zum Einsatz dieser Behandlungstechnik erfolgt als spezielle Weiterbildung als Kurssystem. Die Kompetenzentwicklung wird unterstützt durch ärztliche, theoretische sowie in praxisbegleitende Einheiten: Untersuchung, Behandlung und Behebung von Funktionsstörungen der Wirbelsäule und der Extremitäten.

Prinzip

Die Weiterbildung umfasst 272 Lehr-Lern-Einheiten in fester Reihenfolge. Der Abstand zwischen den Kurseinheiten sollte zum Praxistransfer mindestens drei Monate betragen.

Die Weiterbildung sollte in der Regel innerhalb von vier Jahren abgeschlossen werden. Die Abschlussprüfung kann frühestens nach zwei Jahren erfolgen.

Anbieter sind gemeinnützige oder private Weiterbildungsträger, die zur Qualitätssicherung und Leistungsabrechnung von gesetzlichen Krankenversicherungen bestätigt sind (Konzepte, S. 25).

Praxistipp

Physiotherapeutinnen und Physiotherapeuten:

- lernen, mit den Händen (S. 76) differenzierte Befunde oberflächlicher und tiefer gelegener Gewebsstrukturen zu erfassen und ihre pathologischen funktionellen Veränderungen zu korrigieren und zu beheben, die Patienten manualmedizinisch zu „besehen“, „befühlen“, „begreifen“, „behandeln“.
- qualifizieren sich durch praxiserfahrene Ärzte und Physiotherapeuten mit pädagogischer Expertise als Lehrende in Manueller Medizin/Manueller Therapie.
- absolvieren zum Teil Kurse mit Ärzten (S. 162) zum interdisziplinären Lernen und Networking
- erhalten Weiterbildungspunkte und können manualtherapeutische Leistungen bei Versicherungsträgern abrechnen.
- erweitern ihr Leistungsangebot zur Gesundheitsversorgung.

Eine isolierte Weiterbildung in Osteopathie kann nicht mit einer Weiterbildung in Manueller Therapie gleichgesetzt werden.

Mentales Training

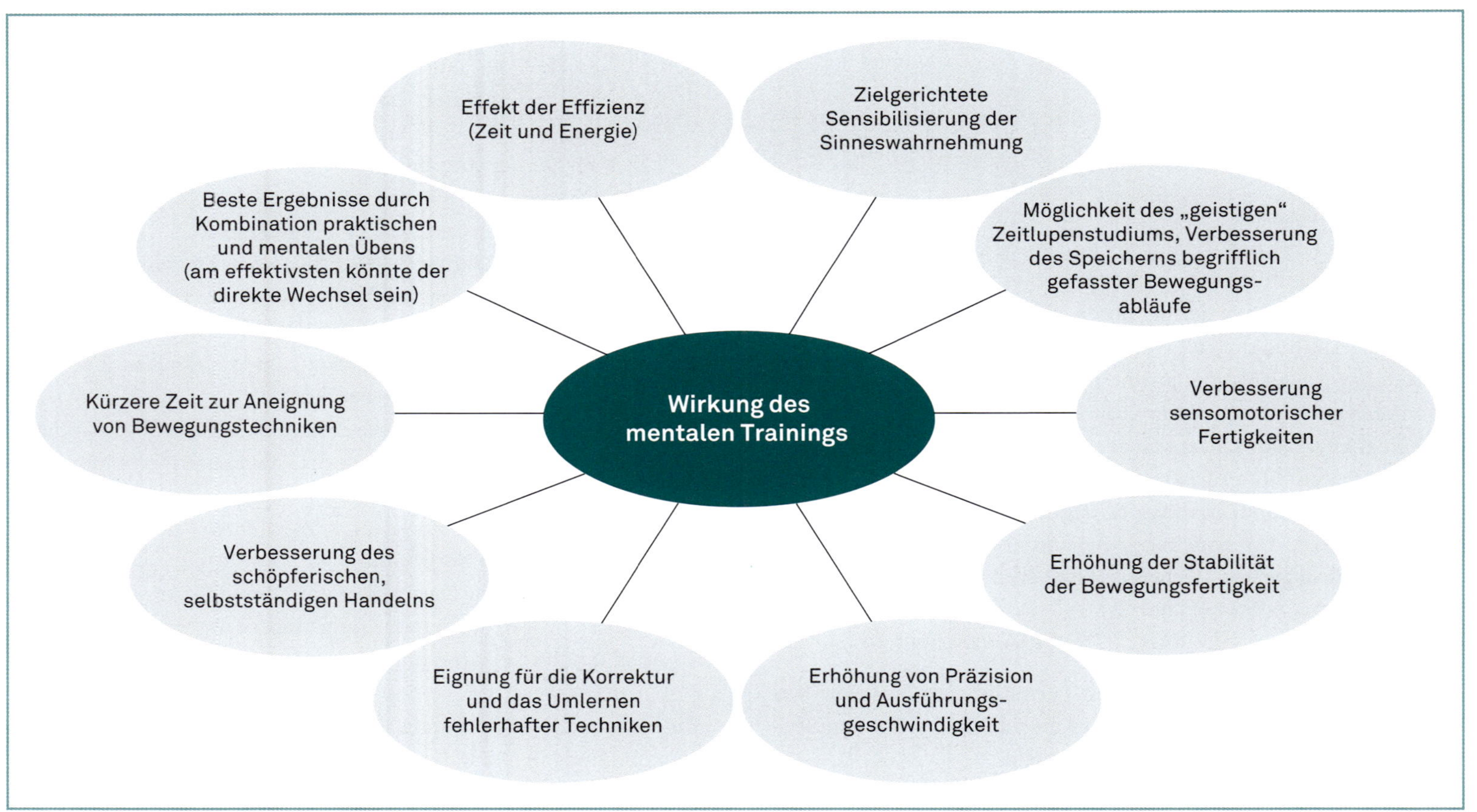

Abbildung 1-4: Mentales Training

Synonym

Mentaltraining

Definition

Mentales Training ist eine Methode, bei der unter Einbeziehung aller Sinne die palpatorische Handlung bzw. das therapeutische Handeln geistig nachvollzogen wird.

Das mentale Training kann zum Vervollkommnen taktiler und sensomotorischer Fähigkeiten beitragen und damit auch das Erlernen bzw. das Wiedererlernen von Bewegungsfertigkeiten beschleunigen. Mentales Training wird in der Rehabilitation als auch im Sport eingesetzt. In der Physiotherapie kann mentales Training während der Qualifikation (Weiterbildung, S. 28) das Erlernen der manuellen Untersuchungs- und Therapietechniken der Manuellen Therapie erleichtern.

Prinzip

Beim mentalen Training steht der Aspekt der geistigen Durchdringung einer Bewegungsausführung für diagnostische oder therapeutische Zwecke im Vordergrund. Der Physiotherapeut beobachtet planmäßig und intensiv in seiner Vorstellung seine eigenen zu erlernenden oder zu verbessernden Bewegungsabläufe (Techniken). Dabei versucht er, die auftretenden Körpergefühle (Kinästhetik) mitzuerleben. Es ist die geistige Realisierung eines Bewegungsablaufs. Anspruch ist, möglichst realistisch und unter Einbeziehung aller Sinne die palpatorische Handlung oder das therapeutische Handeln geistig nachzuvollziehen. Im Gegensatz zum observativen Training, welches produktiv-nachahmend ist, kann das mentale Training als produktiv-kreativ bezeichnet werden. Aus den Erfahrungen der Sportpsychologie und der Bewegungsrehabilitation ist der folgende Ablauf des mentalen Trainings empfohlen:

- *Einstimmungsphase*: Beschreibung der Bewegungsaufgabe, möglichst mit Demonstration
- *Entspannungsphase*: entspannte Sitzhaltung, Entspannungsübungen
- Nahtloser Übergang zur *Phase des mentalen Trainings*
- *Trainingsphase* mit Verbalisierung: internes Vortragen der genauen Beschreibung des manualmedizinischen oder manualtherapeutischen Bewegungsablaufs.

Praxistipp

Einschränkend ist festzuhalten, dass:

- die Wirkung abhängig ist von der bereits vorhandenen Bewegungserfahrung.
- die Anwendung aufgrund des konzentrativen Ermüdens nur für wenige Minuten effizient ist.
- keine externen Rückkopplungsmechanismen existieren.
- die Effizienz ohne praktisches Üben nachlässt.

Das mentale Training hat auch in der Rehabilitation von Schlaganfallpatienten als vielversprechende, psychologische Ergänzung bewegungstherapeutischer Interventionen eine zunehmende Bedeutung.

Funktionsmedizin

Konsentierte Thesen aus Sicht der Manuellen Medizin und Rehabilitation

1	Funktionskrankheiten des Bewegungssystems sind gesundheitliche Störungen, bei denen komplexe Funktionsstörungen des Bewegungssystems die Hauptfaktoren anhaltender Beeinträchtigungen von Funktionsfähigkeit, Aktivitäten und Partizipation und/oder Schmerzen sind (ICF-Modell).
2	Funktionskrankheiten haben immer eine subjektive Symptomatik (Schmerz, Funktionsbehinderung).
3	Funktionskrankheiten des Bewegungssystems müssen über die Untersuchung der Funktionsstörungen mit ihren konstituierenden Elementen (Gelenke, Muskulatur, Bindegewebe, Nervensystem und Psyche, einschließlich metabolischer, kardiovaskulärer, vegetativer und neuronaler und psychischer Regelung) wissenschaftlich erklärt und operationalisiert werden.
4	Die Untersuchungen von Funktionsstörungen dienen auch dem Auffinden von so genannten Kippelementen und eventuellen points of no return.
5	In der „modernen Medizin" werden Krankheitsprozesse oft auf Struktur und analog (statische) Psychopathologien sowie die Symptomatik (Schmerz) reduziert. Funktionserkrankungen beschreiben hingegen die Komplexität der Interaktion, die Prozessabläufe und deren Qualität im Zusammenspiel aller am System beteiligten Elemente und Systeme.
6	Der Dreischritt Funktion – Funktionsstörung – Funktionskrankheit soll das „funktionelle Denken" in der modernen Medizin fördern und die Frage der Reversibilität akzentuieren.

Abbildung 1-5: Funktionsmedizin

Synonym

Auf Funktionsstörungen bezogene Humanmedizin

Definition

Funktionsmedizin ist ein modernes, humanmedizinisches Versorgungskonzept von Patientinnen und Patienten mit Funktionskrankheiten. Dabei ist Funktionsmedizin noch kein in der Klinik etablierter Begriff.

Allerdings weist die International Classification of Functioning, Disability and Health (ICF) (Winkelmann & Görgner, 2023), eine von der Weltgesundheitsorganisation (WHO) erstmals im Jahr 2001 herausgegebene Klassifikation, auf die Bedeutung von gestörten Funktionen hin. Die ICF (S. 72) wird im klinischen Alltag auch im Hinblick auf die ganzheitliche Perspektive praktikabler als die International Statistical Classification of Diseases and Related Health Problems, deutsch Internationale Klassifikation der Krankheiten (ICD) betrachtet, insbesondere in der Physikalischen und Rehabilitativen Medizin, der Physiotherapie und der Ergotherapie.

Prinzip

Als Betrachtungsanleitung zur Einordnung von Funktionsstörungen ist eine S3-Leitlinie „Funktionelle Körperbeschwerden“ (Arbeitsgemeinschaft der Wissenschaftlichen Medizinischen Fachgesellschaften (AWMF), 2018) verfügbar. Einleitend wird darin eingegrenzt, dass unter funktionellen Körperbeschwerden ein breites Spektrum an Beschwerdebildern und Syndromen subsumiert wird.

Praxistipp

Das Spektrum der Funktionsmedizin umfasst auch vorübergehende Befindlichkeitsstörungen, sogenannte „medically unexplained (physical) symptoms“ (MU(P)S), kriteriengemäß ausgeprägte, somatoforme Störungen, neu definierte körperliche Belastungsstörungen („somatic symptom disorder“, „bodily distress disorder“), sogenannte funktionelle Syndrome.

Dynamisches funktionelles System des Verhaltens nach Anochin (1967)

Funktionelles System des Verhaltens nach Anochin

Afferenzen aus dem Bewegungssystem werden mit den im Gedächtnis gespeicherten Erfahrungen im Zusammenhang mit der aktuellen Motivationslage (Kontext) verglichen. Daraus formieren sich das Aktionsziel und das -programm. Ein „Aktionsakzeptor“ als Kopie des Aktionsprogrammes dient dem Vergleich mit der Reafferenz während und nach der Bewegungsausführung und damit der Kontrolle und Bewertung des Resultates.

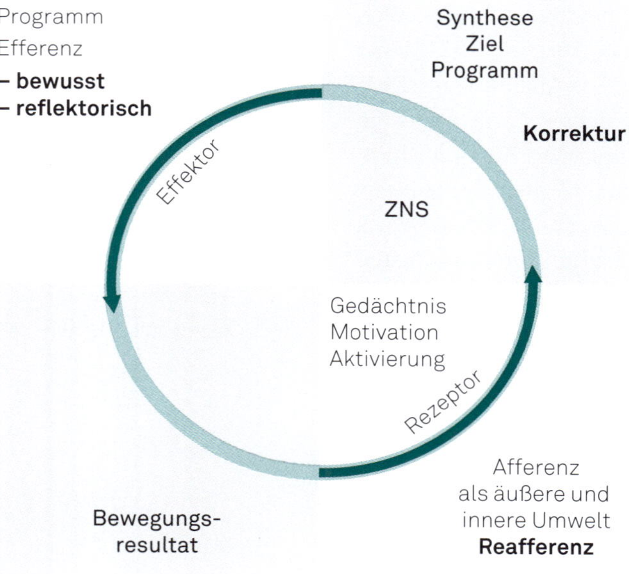

Abbildung 1-6: Dynamisches funktionelles System des Verhaltens nach Anochin (1967)

Synonym

Das funktionelle System der Motorik

Definition

Zu den ethischen Prinzipien in der Physiotherapie gehört die ganzheitliche Betrachtung des Patienten, dessen Körper als eine Einheit verschiedener Organe und Funktionen, die Einheit des Patienten mit seiner biologischen und physikalischen Beschaffenheit und in seinem sozialen Umfeld (ICF, S. 72).

Die Ganzheitlichkeit wird in der Medizin durch die Anschauung geprägt, dass der Körper aus selbstorganisierenden Systemen besteht. Diese sichern die eigene Stabilität (Homöostase) des körperlichen Verhaltens. In diesem Sinne ist es möglich, auch von Selbstheilung zu sprechen.

Prinzip

Für das Bewegungssystem (S. 19) besteht ein an die jeweilige Anforderung angepasstes dynamisches funktionelles System des Verhaltens (nach Anochin, 1967): Das Zentralnervensystem (ZNS) als Entscheider, Programmbildner, Kontrolleur und Regler empfängt als Information die komplette Afferenz von den Sensoren aus dem Bewegungssystem, aus dem Körper und über die Sinnesorgane aus der Umwelt. Direkte afferente Bahnen vermitteln Informationen zu Qualität, Stärke, Topik und Dauer der Reize aus der aktuellen Situation, die in einer Synthese der aufsteigenden Informationen (Afferenzsynthese) mit der Erfahrung und dem Zustand des körperinternen Milieus (Motivation) verglichen werden und damit das Aktionsziel beeinflussen. In dieser Synthese erfolgt die differenzierte und wertende Wahrnehmung in der Großhirnrinde.

In diesem Modell sind alle für die Entstehung und Chronifizierung von Erkrankungen des Bewegungssystems relevanten Teilfunktionen und Faktoren enthalten. Auf allen Ebenen dieses geschlossenen Systems finden sich potenziell Möglichkeiten einer Störung, aber auch präventive und therapeutische Handlungsoptionen.

Praxistipp

Werden bewegungsprogrammierende und kontrollierende Funktionen des ZNS berücksichtigt, zählen zur Sensomotorik:

- emotionale und kognitive Funktionen und Leistungen (z. B. Motivation, Generierung der Bewegungsidee, Entscheidungen, Handlungsprogramm sowie dessen Kontrolle und Regulation) als Leistungen des höchsten ZNS-Bereiches mit dem Bewusstsein,
- Prozesse der Bewegungsregulation von einfachen und komplexen Reflexbausteinen (z. B. Haltung) sowie
- Schmerzhemmung und -modulation.

Sensomotorik

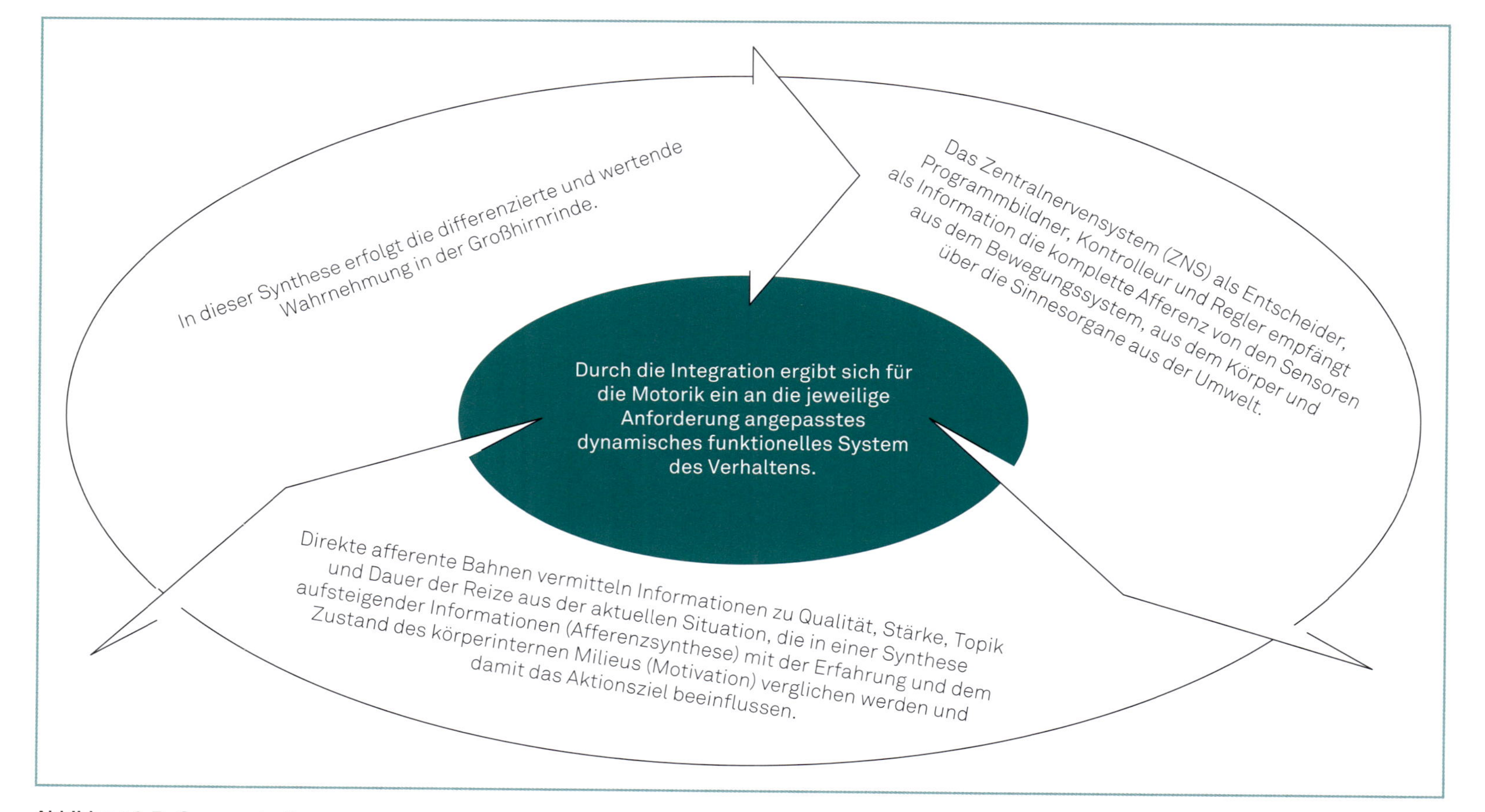

Abbildung 1-7: Sensomotorik

Synonym

Funktionelles System von Bewegung und Verhalten

Definition

Sensomotorik ist die Wortkopplung von Sensorik und Motorik zur Betonung des wechselseitigen Zusammenhangs von Sinnes- und Muskelaktivität. Es handelt sich um eine Systemleistung mit Koordination der neurovegetativen und neurohumoralen Funktionen. Nach Laube (2009, 2020) bedeutet Sensomotorik:

- das Generieren einer Bewegungsidee, von Entscheidungen und der Handlungsregulation als Leistungen des höchsten bewussten ZNS-Bereiches,
- Prozesse der Bewegungsregulation mit der stets bewegungsspezifischen Nutzung und Integration von einfachen und komplexen Reflexbausteinen sowie
- Schmerzhemmung und -modulation als Leistungen des unwillkürlichen supra- und spinalen Bereiches.

Prinzip

Es werden die Reflexmotorik und Willkürbewegung unterschieden. Die Haltung ist Bestandteil jeder Bewegung (Dynamisches funktionelles System des Verhaltens nach Anochin (1967), S. 34). Die Reflexmotorik umfasst auf *Rückenmarksebene* (spinale Reflexe):

- Die Regulierung der Muskelspannung (S. 47) über die Eigenreflexe mit den Sensoren in den phasischen und tonischen Muskelspindeln (monosynaptischer Reflex, Dehnungsreflexe z. B. Kniesehnenreflex).
- Dazu gehört auch die Wirkung gegen die Erdschwerkraft über die tonischen Muskelspindeln (Haltungsstereotype, S. 64).
- Der Schutz vor schädigenden Reizen wie Fremdreflexe, Schutzreflexe, z. B. Lidschluss-Reflex, Fluchtreflex mit Aktivierung der Antagonisten und Wirkung auf die kontralaterale Seite (reziproke Hemmung).
- Der Schutz vor Verletzung bei plötzlicher Störung des motorischen Programms (z. B. beim Stolpern und Stürzen).

Die Reflexmotorik umfasst *auf höherer Ebene* (Hirnstamm):

- Die Halte- und Stellreflexe des Körpers unter Einbeziehung des Vestibularorgans und der sogenannten rezeptorischen Felder der Nackenmuskulatur.
- Die motorischen Reflexe werden durch Einflüsse aus höheren Zentren beeinflusst (Kleinhirn, Basalganglien, psychische Einflüsse).

Praxistipp

Halte- und Stellreflexe beeinflussen die Muskelspannung der Extremitäten- und Rumpfmuskulatur. In der Manuellen Therapie spielen Reflexe eine Rolle bei der Untersuchung der Muskelspannung, bei Bewegungstests (S. 88) und Beurteilung der Körperhaltung (S. 74) und von Asymmetrien (S. 64).

Schmerz

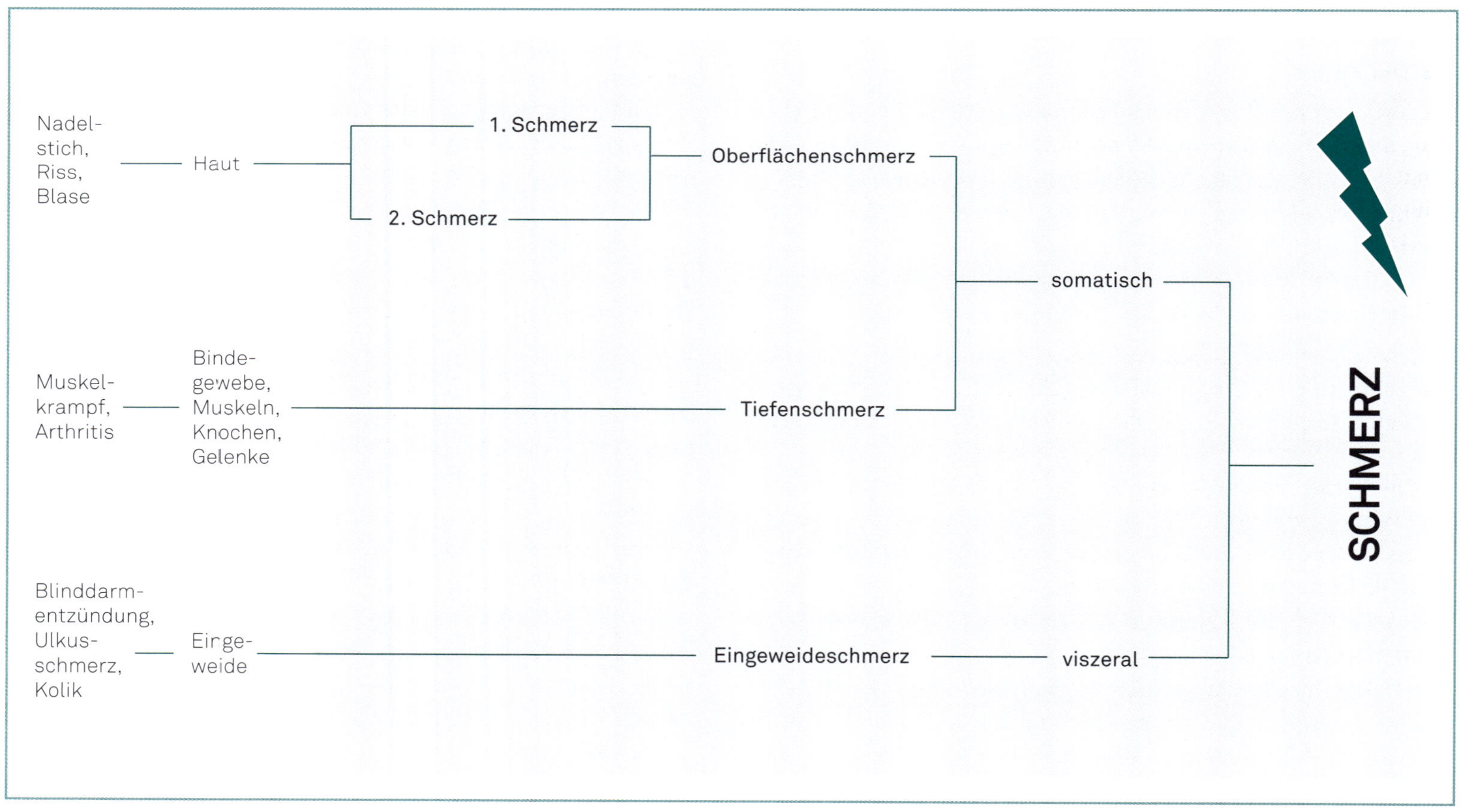

Abbildung 1-8: Schmerz

Synonym

Pain, Schmerzen

Definition

Schmerz ist eine unangenehme sensorische und emotionale Erfahrung, die mit tatsächlichen oder potenziellen Gewebeschäden verbunden ist oder diesen ähnelt. Schmerzen sind ein nahezu regelmäßiger Begleiter von Funktionsstörungen des Bewegungssystems (S. 54).

Prinzip

Akuter Schmerz tritt bei Bedrohung der körperlichen Integrität auf und geht meist mit Angst und Erregung einher. Akuter Schmerz kann auch nicht pathologisch bedingt sein (z.B. Geburtsschmerz, Muskelschmerzen nach ungewohnter körperlicher Anstrengung).

Chronischer Schmerz ist Schmerz, der über die für die Heilung als angemessen betrachtete Zeit bestehen bleibt (Regel: über sechs Monate). Der chronische Schmerz hat seine biologische Bedeutung i.d.R. verloren. Er führt zu erheblicher Einschränkung der Lebensqualität. Ein Therapieansatz ist die Interdisziplinäre Multimodale Schmerztherapie (IMMST, Winkelmann & Görgner, 2023). Darüber hinaus wird die Sensibilisierung genutzt, d.h., die Prozesse an peripheren und zentralen Synapsen zur Herabsetzung der Erregungsschwelle. Zur Schmerzinhibition können die manuellen Techniken der Manuellen Therapie und osteopathischen Therapie (S. 22) inhibitorische Afferenzen aktivieren, die der zentralen Sensibilisierung entgegenwirken (S. 41).

Chronifizierung von Schmerz geschieht durch neuroplastische Vorgänge besonders im sensorischen Kortex. Ursachen sind u.a. psychische Faktoren, andauernder Stress, Nichtbeachtung der Belastungsgrenze (S. 124).

Praxistipp

Schmerz ist immer eine persönliche Wahrnehmung, die beeinflusst wird von biologischen, psychischen, kulturellen und sozialen Faktoren. Schmerz (Wahrnehmung) und Nozizeption (Reizumsetzung an der Schmerzquelle) sind unterschiedliche Phänomene. Schmerz kann nicht vollständig aus Aktivität sensorischer Neurone erklärt werden. Menschen entwickeln im Laufe ihres Lebens ein Konzept von Schmerz. Die berichteten Schmerzerfahrungen eines Menschen/Patienten müssen akzeptiert werden. Der Körper besitzt ein neuronales Schmerzhemmungssystem. (Winkelmann & Görgner, 2023)

Eine wichtige Präventionsmaßnahme gegen Schmerzen ist eine an die Leistungsfähigkeit angepasste körperliche Aktivität. (Rückenschmerz (S. 104), Aufklärung, S. 132)

Nozireaktion

Reflektorische Zeichen der Nozireaktion	
Region	**Zeichen**
Dermatom	Temperaturerhöhung, vermehrte Schweißsekretion, verminderte Mobilität und Barrierephänomen der Faszien (z. B. Kibler-Falte)
Myotom	Tonusveränderung, i. d. R. Tonuserhöhung, Reboundphänomen geht verloren, Triggerpunkte, Irritationszonen
Sklerotom	Periostpunkte
Arthrotom	Gestörtes Joint play (sowohl Facettengelenk als auch peripheres Gelenk)
Neurotom	Nerv Tension Sign positiv (Hypertonus der Bindegewebehüllen des Nervs)
Viscerotom	Störungen der physiologischen Organfunktion, Bewegungsstörungen des Organs
Vasotom	Gefäßtonuserhöhung und dadurch Durchblutungsveränderungen der verschiedenen Gewebe, die Trophikveränderungen nach sich ziehen
Lymphotom	Störung des Lymphabflusses der verschiedenen Gewebe
Hyperästhesie	Hyperalgesie in allen segmentzugehörigen Geweben

Tabelle 1-2: Nozireaktion

Synonym

Reflektorisch algetische Zeichen, reflektorische Zeichen

Definition

Summe der auf spinaler Ebene durch überschwellige Nozizeption (S. 39) ausgelösten Reaktionen.

Prinzip

Die Nozizeption (nocere = Schaden) ist die Wahrnehmung drohender oder eingetretener Gewebeschäden (mechanisch, chemisch, thermisch, aktinisch etc.) durch einen Teil des sensiblen peripheren Nervensystems und Weiterleitung entsprechender Information an spinale Zentren sowie Großhirn.

Beispiel Schmerz: zeigt sich erst nach Informationsverarbeitung durch die Hirnrinde als Schmerzwahrnehmung → Schaden → Nozireaktion → Schmerz (S. 38). Nozireaktion ist eine Meldung drohender oder eingetretener Gewebeschäden und keine Schmerzmeldung.

Die nozizeptive Afferenzen aus den verschiedenen Geweben (Haut - Dermatom, Muskel - Myotom, Skelett - Sklerotom, Gelenke - Arthrotom, Nerven - Neurotom, Eingeweide - Viscerotom, Gefäße - Vasotom oder Lymphotom) erreichen die Neurone in Hinterhörnern des Rückenmarks. Sie werden auf segmentaler Ebene moduliert und auf Efferenzen umgeschaltet. Nach Umschaltung gelangen Informationen ins Großhirn. Durch Aktivierung von Motoneuronen und vegetativen Neuronen soll Schaden verhindert bzw. behoben werden.

Bei gestörter Beweglichkeit in einem Segment der Wirbelsäule (Hypomobilität, S. 90, Hypermobilität, S. 92, Blockierung, S. 59) können die nozizeptiven Afferenzen ins Rückenmark auch durch eine Reizung an den ins Rückenmark eintretenden Nervenfasern hervorgerufen werden. Es kommt zu den gleichen nozizeptiven Informationen. Die Nozireaktion erfolgt:

1. Über die Motoneurone in den Vorderhörnern des Rückenmarks kommt es zu einer Tonusveränderung. In der Regel handelt es sich um eine Tonuserhöhung der Muskulatur, die sich auch in einer Schonhaltung (Schmerzvermeidung, Ersatz-, Ausweichbewegung) und Hypomobilität in Gelenken äußern kann.
2. Über vegetative efferente Bahnen kommt es zu Reaktionen (Nozireaktion) im Sinne eines segmentalen Anstiegs des Sympathikotonus, den der Therapeut durch gezielte Palpation (S. 76) und verschiedene Tests als sogenannte algetische reflektorische Zeichen der einzelnen Gewebe wahrnehmen kann. Da hier die normale Gewebefunktion gestört ist, wird in der Funktionsmedizin der Terminus Dysfunktion verwendet.

Praxistipp

Kern der Manuellen Therapie ist es, die Efferenzen durch Beseitigung der segmentalen Störung (z. B. durch Mobilisation, S. 131) zu beeinflussen. Die damit einhergehende Schmerzhemmung soll die Nozizeption und damit verbunden auch die Nozireaktion sowie Dysfunktion auf der Ebene der Segmente des Rückenmarks reduzieren oder aufheben bzw. auflösen.

Adaptation und Maladaptation

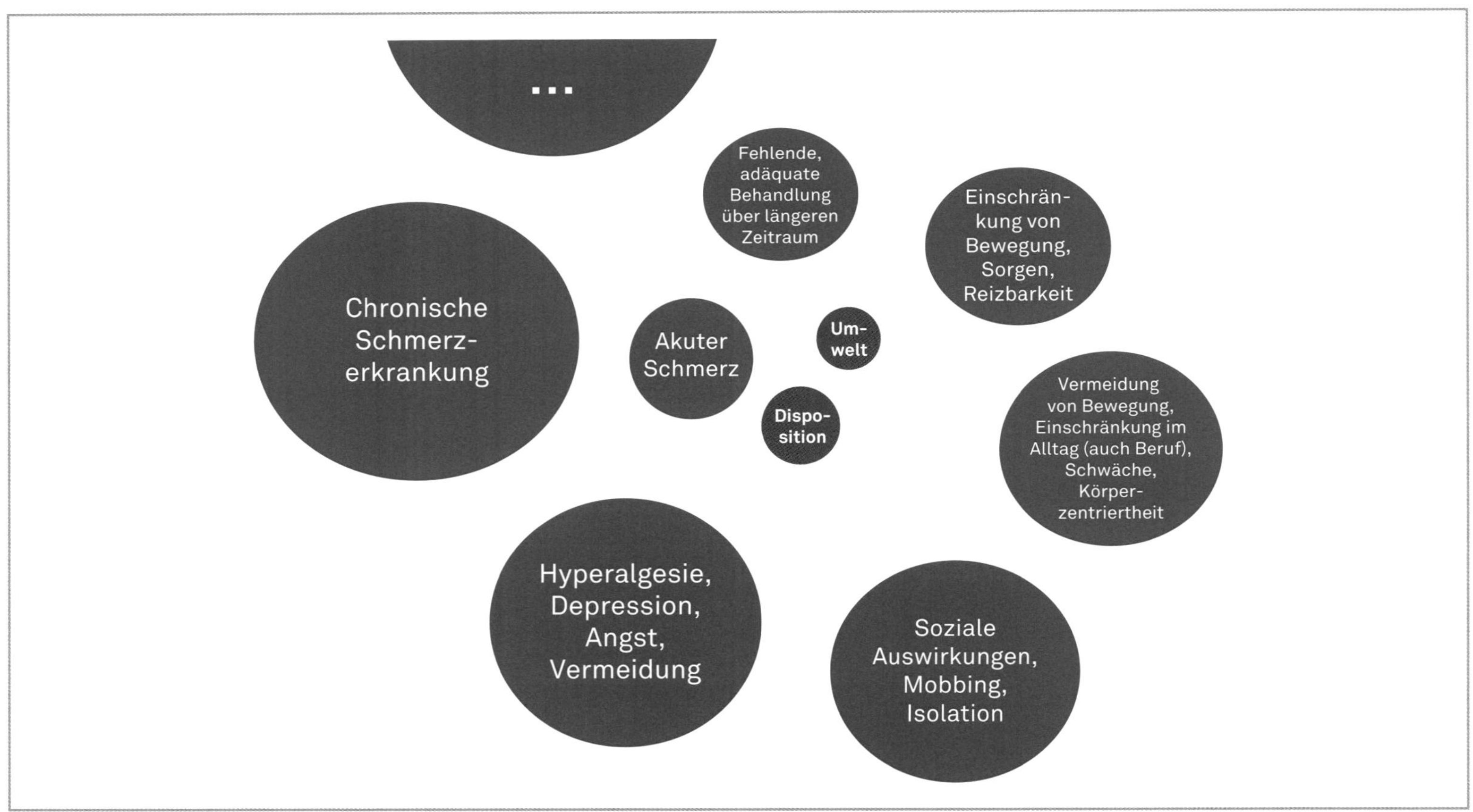

Abbildung 1-9: Adaptation und Maladaptation

Synonym

Anpassung, Gewöhnung

Definition

Anpassung ist die Reaktion des Körpers auf Veränderungen in der Umwelt. Sie kann kurzfristig (z.B. Bräunung der Haut durch UV-Licht) oder längerfristig (z.B. Festigung von Knochen und Faszien, S. 62) ablaufen. Adaptation ist funktioneller (Kraftzuwachs) und struktureller (Muskelhypertrophie) Art.

Maladaptation (Fehlanpassung) ist die ungenügende oder inadäquate Anpassung an eine neue Situation oder Umgebung, die zur Ursache von Funktionsstörungen (Dysfunktionen, S. 54), Schmerzen und Krankheit führen kann. Fehlbelastung ist eine unphysiologische Beanspruchung im Arbeitsprozess, Freizeit, Sport etc., mit ungewollter Adaptation.

Prinzip

Ursachen für Anpassung sind Anforderungen (Beanspruchungen, Reize), die an den Organismus gestellt werden. Sie können physischer, psychischer oder gesellschaftlicher Art (ICF, S. 72) sein. Bleiben die für die Funktion eines Organs erforderlichen Beanspruchungen aus, so geht das Leistungsvermögen zurück und Strukturen werden wieder abgebaut.

Die Selbstregulation des Körpers kann als Summe der Anpassungsprozesse aufgefasst werden, die zur Aufrechterhaltung der Homöostase und Gesundheit erforderlich ist. Selbstregulation wird durch die therapeutischen Maßnahmen der Manuellen Therapie (s. Kap. 4) stimuliert.

Die (neuronale) Plastizität ist ein Anpassungsmechanismus im Zentralnervensystem mit dem Umbau neuronaler Strukturen in Abhängigkeit von ihrer Verwendung. Dieses Prinzip ist beispielsweise eine wichtige Grundlage für das Neulernen nach erlittenem Schlaganfall.

Praxistipp

Meist wird mit dieser Anpassung ein positiver Aspekt, z.B. verbesserte Leistungsfähigkeit, höhere Widerstandsfähigkeit (Resilienz), assoziiert.

Wenn Dysfunktionen aus Fehlanpassungen einzelner Funktionen und Organe durch übrige Funktionen ausgeglichen werden müssen, tritt eine Kompensation (auch Ersatzhandlung) auf. Dadurch entstehen Dysbalancen, wobei weitere Strukturen und Funktionen in die Dysfunktion einbezogen sind (Verkettungen, S. 48).

Die Adaptationsmechanismen sind Grundlage erfolgreicher Manueller Therapie in Kuration und Rehabilitation zur Funktionswiederherstellung am Bewegungssystem und Schmerzlinderung sowie Verhinderung von Schmerzchronifizierung.

Skelettmuskel

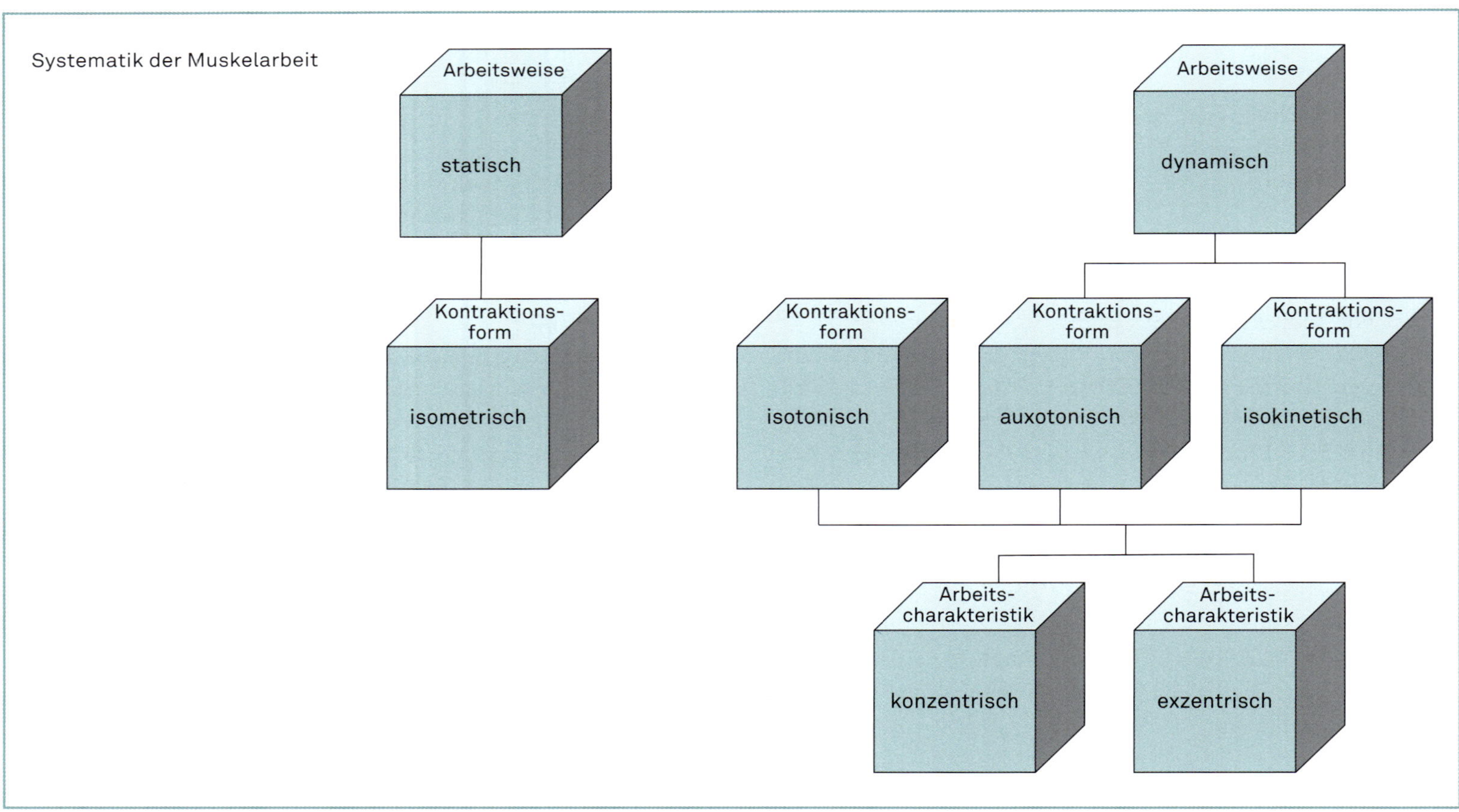

Abbildung 1-10: Skelettmuskel

Synonym

Quergestreifter Muskel

Definition

Der Muskel ist das Organ, welches chemische Energie in mechanische Bewegungsenergie umwandelt. Der Muskel ist befähigt zur Kontraktion und Krafterzeugung.

Prinzip

Unter physiologischen Bedingungen kontrahiert (verkürzt) sich ein Muskel nur nach Erregung durch das Nervensystem. Ein Motoneuron enerviert über seinen Nervenfortsatz (motorische Nervenfaser) mehrere Muskelfasern (Muskelzellen). Gemeinsam bilden sie die motorische Einheit (mE). Von der Anzahl der zu einer mE gehörenden Muskelfasern hängt ab, ob ein Muskel für fein abstufbare (Fingermuskulatur) oder eher für grob abstufbare Kontraktionen (oberflächliche Rückenmuskulatur) geeignet ist. Die Dehnung eines Muskels nach Kontraktion erfolgt durch die Kontraktion seines Antagonisten (Gegenspieler). Bei einer Kontraktion entwickelt der Muskel Kraft. Je nach Verhältnis von Kraftentwicklung zu Längenänderung werden verschiedene Kontraktionsformen unterschieden:

- *Isometrische Kontraktion*: ohne Längenänderung kann innere Spannung aufgebaut werden (Haltearbeit, z.B. gegen die Erdschwerkraft)
- *Isotonische Kontraktion*: Verkürzung ohne gleichzeitigen Spannungsanstieg (Bewegungsarbeit)
- *Auxotone (konzentrische) Kontraktion*: gleichzeitige Längen- (Verkürzung) und Spannungs- (Zunahme) Änderung; bei den meisten Alltagsbewegungen
- *Exzentrische Kontraktion*: Arbeit gegen äußere Kraft, die die Muskelkraft übersteigt, Dehnung des Muskels.

Die Muskulatur ist zur Erfüllung dieser verschiedenen Aufgaben mit unterschiedlichen Typen von Muskelfasern ausgerichtet (alle Fasern einer mE sind vom gleichen Typ): phasische (dynamische) Muskelfasern für schnelle Kontraktionen und tonische Muskelfasern.

Praxistipp

Die Funktion eines Muskels lässt sich also von seiner biochemisch energetischen Seite und von seiner neurophysiologisch-informationsbestimmten Seite betrachten. Der Skelettmuskel ist auch endokrin wirksam. Er gibt bei Beanspruchung das Hormon Myosin ab, welches Bedeutung für die Stimulation verschiedener Stoffwechselprozesse hat (z.B. Blutzuckerregulation).

Diagnostisch und therapeutisch interessant ist, dass Muskeln mit vorwiegend tonischen mE zur Verkürzung und bei vorwiegend phasischen Muskelfasern zur Abschwächung neigen. Beides trägt zu Dysbalancen bei.

Muskuläres System

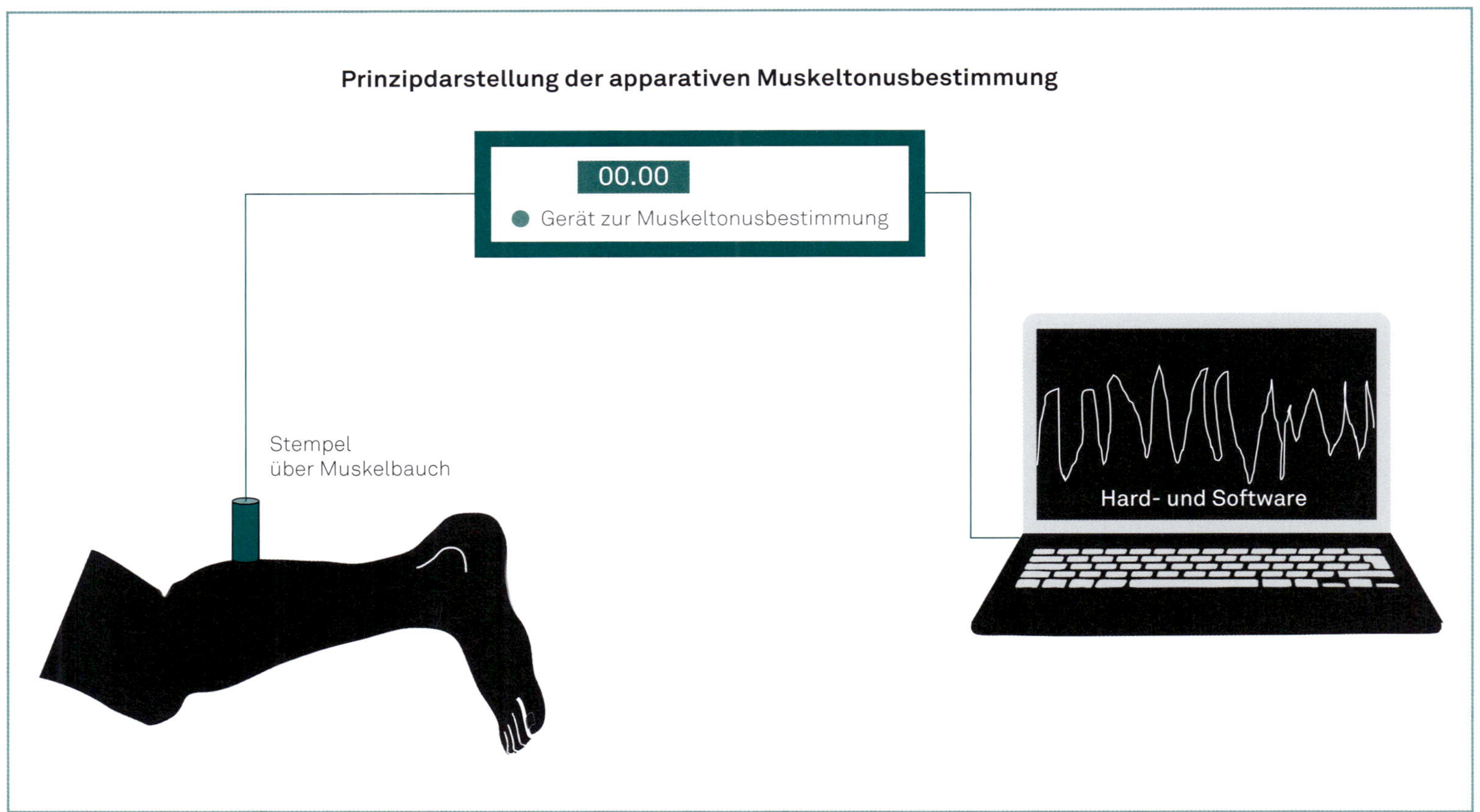

Abbildung 1-11: Muskuläres System

Synonym

Muskelspannung, Muskeltonus

Definition

Spannung charakterisiert Kraft (Widerstand). Bei Muskelspannung setzt der Muskel diese Kraft einer von außen wirkenden Kraft entgegen (z. B. Palpation, Widerstandskraft gegen Dehnung, Elastizität bzw. Dehnbarkeit). Muskeltonusformen:

- viskoelastischer Tonus (Gewebstonus; in Ruhe ohne (EMG)-Aktivität),
- kontraktiler Tonus durch Aktivierung neuro-muskulärer Endplatten, er überlagert sich dem viskoelastischen Tonus.

Prinzip

Muskeltonus wird palpiert (S. 44). Objektiv messbar mit einem Muskeltonusmessgerät (z. B. Myotonometer®), Myotonometrie. Schmerzauslösende Muskelspannungen und Spannungserhöhung stehen im Mittelpunkt der manualtherapeutischen Untersuchung. Nach Janda (Smolenski et al., 2016) existieren fünf Ursachen:

- muskulär extrafibrillär (Bindegewebe, Durchblutung),
- muskulär fibrillär (elektromechanische Ankopplung, Kontraktionsmechanismen, z. B. Triggerpunkte (S. 50), myofascial trigger points, als palpable, punktförmige Verhärtungen, lokale Verspannungen, in einzelnen Muskelzellen vorkommend, die bei Bewegungen und Palpation [S. 76] schmerzhaft sind),
- spinal segmental (tonische und phasische Reflexe, z. B. Schmerzantwort),
- spinal, intersegmental verknüpft (motorische Stereotype [S. 66], Schonhaltung),
- supraspinal (motorische Programme, Gamma-Motorik, Psychomotorik) (funktionelles System, S. 34).

Die Beurteilung der Muskelspannungserhöhung erfolgt:

- im Vergleich zu einem Normbereich.
- im Seitenvergleich, jeweils bei entspannter Stellung, Endstellung des Gelenks, während langsamer Dehnung.
- als Schmerzauslösung.

Praxistipp

Die Prüfung der Muskelspannung (Spannungszeichen) dient zur Untersuchung, Beurteilung und Erfolgskontrolle in der Manuellen Therapie.

Bei aufrechter Körperhaltung (posturale Muskelspannung) besteht höhere Spannung der Muskulatur im Vergleich zum bequemen Liegen. Daher ist auch die weit verbreitete, vermeintliche Dehnung des M. trapezius pars descendens im Sitz oder Stand über eine Seitneige der Halswirbelsäule unsinnig bzw. eine „Krankmachübung".

Der Muskelspasmus (Muskelkrampf) ist eine kurzdauernde, unwillkürliche Muskelkontraktion, die meist sehr schmerzhaft ist und verlangt bei gehäuftem Auftreten die ärztliche Abklärung (Team, S. 162; Flags, S. 78).

Verkettung

Kinetische Ketten

Bewegungsmuster als Ausgang
Angeborene oder frühzeitig in der kindlichen Entwicklung vervollkommnete, neurophysiologische Bewegungsmuster

- Gehen (Stand- und Schwungphase)
- aufrechte Haltung (Kopf, Nacken, Körper)
- Atmung
- Greifen
- Sprechen und Essen: orofaziales System
- psychomotorische Funktionen
- Kriechen (ontogenetische Entwicklung, Vojta)

Haltungs- und Bewegungsstereotype
Faszienketten: Paoletti (1998) macht auf längs und quer zusammenhängende Strukturen der verschiedenen bisher immer nur einzeln beschriebenen Faszien aufmerksam.

Beispiel für die von der Fascia cervicalis superficialis ausgehenden faszialen Verbindungen

- Galea aponeurotica (Sehnenhaupe des Schädeldachs)
- Fascia temporalis (Ursprung und Bedeckung des Schläfenmuskels)
- Fascia masseterica (bedeckt den Kaumuskel)
- Fascia cervicalis supeficialis (oberflächlich am Hals)
- Fascia thoracolumbalis (Rückenmuskel im Brust- und Lendenbereich)
- Faszien der oberen und unteren Extremitäten

Abbildung 1-12: Verkettung (angelehnt an Paoletti, 1998)

Synonym

Funktionelle Verkettung, Verknüpfung, funktionelle Verknüpfungen, Funktionsketten, kinetische Ketten

Definition

Wiederholt, reproduzierbar bzw. regelmäßig im zeitlichen Zusammenhang auftretende Kombinationen von bestimmten Symptomen, Dysfunktionen oder krankhaften Veränderungen im Bewegungssystem (S. 19) und deren Beziehung untereinander. Innerhalb der Verknüpfung bzw. Verbindung kann die Beeinflussung in beiden Richtungen verlaufen. Auch zwischen inneren Organen und dem Bewegungssystem gibt es reflektorische Verbindungen. Kombinationen zweier oder mehrerer Störungen werden als Verkettungsmuster bezeichnet.

Prinzip

Die Beurteilung der Muskelfunktion mit dem klinischen Muskeltest nach Janda (Smolenski et al., 2016) zeigte Zusammenhänge zwischen gestörten Muskelfunktionen durch Abschwächung und Verkürzung von Hauptmuskelgruppen und Beschwerden im Bewegungssystem.

Eine Vorstellung des Denkens in funktionellen Verknüpfungen gibt der Anatom Tittel (1995) entsprechend den Erfahrungen der Sportmedizin. Er selbst beschreibt „Muskelschlingen" bei sportlichen Bewegungen. Die Ursachen werden bislang meist nur phänomenal beschrieben. Sie liegen in Fehlbelastungen sowie in Überbelastungen (Beruf, Sport, Freizeit, Schule etc.) und Unterbelastungen (z. B. durch Bewegungsmangel). Von den Blockierungen an Bewegungssegmenten (reversible hypomobile Dysfunktion, S. 59) an der Wirbelsäule ist bekannt, dass die Störung eines Bewegungssegmentes weitere Funktionsstörungen hervorrufen kann, z. B. in der Muskulatur, in Sehnen und anderen bindegewebigen Strukturen.

Entscheidend für die Zusammenhänge der Funktionsketten dürften aber auch Veränderungen sensomotorischer Afferenz- und Efferenzmuster sein sowie eine stressbedingte Beeinträchtigung der motorischen Kontrollfunktionen.

Praxistipp

Durch Kenntnis dieser funktionellen Zusammenhänge kann in der Manuellen Therapie nach der orientierenden Untersuchung und so gewonnener erster Befunde gezielt nach weiteren Symptomen gesucht werden. Daraus ergeben sich Folgerungen für die Reihenfolge der Behandlung der einzelnen Störungen.

Eine Funktionsstörung kann auf unterschiedlichen Ebenen beginnen und sich von hier ausbreiten: im Gelenk, im Muskel, im Bindegewebe oder aber auf der regulierenden Ebene im Zentralnervensystem.

Myofaszialer Triggerpunkt

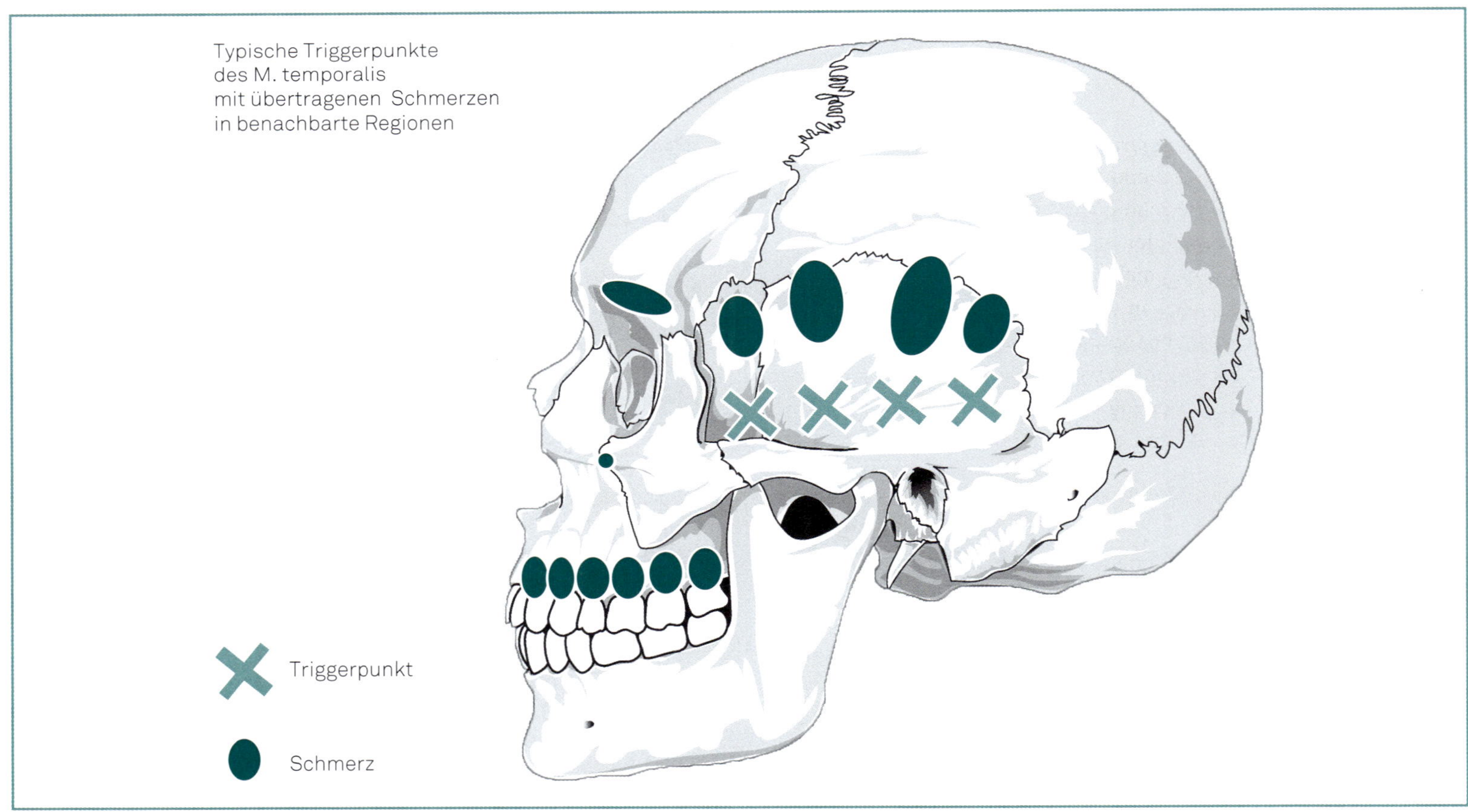

Abbildung 1-13: Myofaszialer Triggerpunkt

Synonym

Triggerpoint, TrP, muskulärer Triggerpunkt, Myogelose, palpabler Weichteilbefund (Verhärtung, Schmerzprovokation)

Definition

Der Begriff myofaszialer Triggerpunkt ist ein auch außerhalb der Manuellen Medizin weitestgehend akzeptierter Begriff.

Nach Travell, Simons und Simons (Donnelly, 2022) ist ein Triggerpoint ein Schmerzpunkt, der eine gesteigerte Reizbarkeit aufweist. Zudem befindet er sich meist in einem verhärteten Faserbündel eines Muskels (S. 47) oder in einer Faszie (S. 62). Der Name ist auf das Verhalten des Trigger-(Auslöser)-punktes zurückzuführen, denn er reagiert auf Druck schmerzhaft (lokal) sowie mit einem charakteristischen (regional) Übertragungsschmerz (referred Pain) und löst vegetative Begleiterscheinungen (z.B. Hautfeuchte) aus.

Prinzip

Triggerpunkte sind reflektorische Störungen der Muskulatur bzw. tiefer Schichten des Bindegewebes, z.B. als ein Befund segmentaler Störungen (segmentale Dysfunktion, S. 58). Sie können als Dysfunktionen nach Überlastung entstehen.

Der referred Pain ist typisch, d.h., die Schmerzen bestehen nicht nur am Ort des Triggerpunktes, sondern werden durch Druck auf den Triggerpunkt auch an für den jeweiligen Muskel typischen, entfernteren Regionen (Übertragungsschmerz) ausgelöst.

Beispiel: von den Mm. glutaeus maximus, medius und minimus Ausstrahlung über den lateralen Oberschenkel zum lateralen Unterschenkel. In der Weiterbildung Manuelle Therapie (S. 28) werden diese typischen Muster vermittelt. Latente Triggerpunkte sind dem Patienten meist nicht bekannt (Dejung, 2022).

Praxistipp

Zur Behandlung von Triggerpunkten stehen verschiedene Ansätze in der Manuellen Therapie zur Verfügung. Dazu gehören z.B. Triggerpunkt-Massage, postisometrische Relaxation, Akupunktur, aber auch Wärme oder Laserbehandlung. Da Triggerpunkte in der Regel Symptome von Funktionsstörungen in anderen Regionen des Bewegungssystems sind, ist auch die Behandlung der primären Störung unabdingbar. Eine alleinige Konzentration auf den Triggerpunkt mit einer sogenannten Triggerpunkt-Therapie, wie sie teilweise propagiert wird, ist daher nicht ausreichend.

Myofasziale Triggerpunkte sind wichtige diagnostische Merkmale von Funktionsstörungen (S. 52) im Bewegungssystem. Sie sind keine Einzelbefunde, sondern Triggerpunkte weisen immer auf Funktionsstörungen entweder in den Wirbelsäulensegmenten (S. 57) oder in der motorischen Koordination (S. 67) hin.

Funktionsstörungen

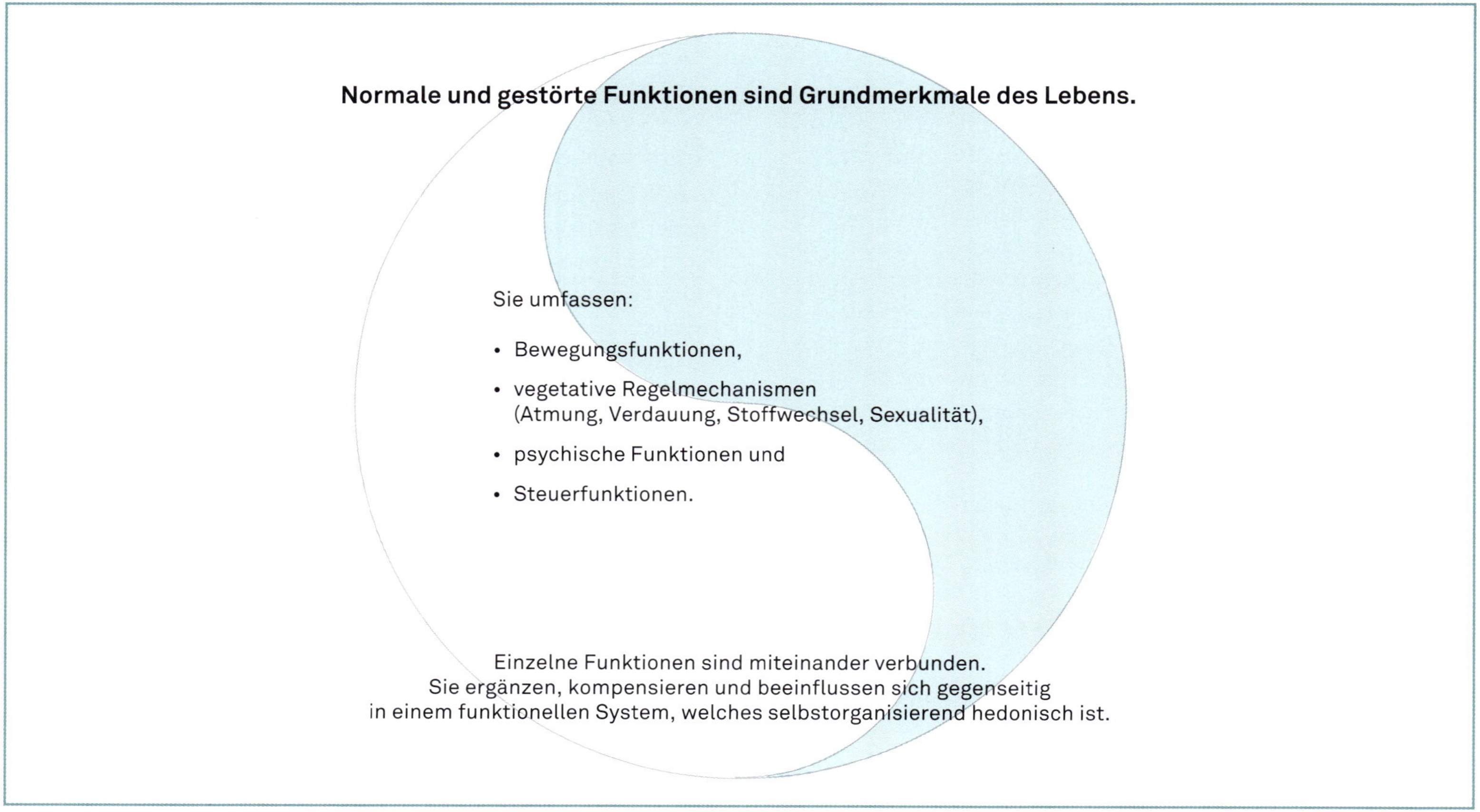

Normale und gestörte Funktionen sind Grundmerkmale des Lebens.

Sie umfassen:

- Bewegungsfunktionen,
- vegetative Regelmechanismen (Atmung, Verdauung, Stoffwechsel, Sexualität),
- psychische Funktionen und
- Steuerfunktionen.

Einzelne Funktionen sind miteinander verbunden.
Sie ergänzen, kompensieren und beeinflussen sich gegenseitig
in einem funktionellen System, welches selbstorganisierend hedonisch ist.

Abbildung 1-14: Funktionsstörungen

Synonym

Störungen der Funktion, hier mit Bezug zum Bewegungssystem

Definition

Funktionsstörungen sind als pathogenetische Muster nach Abweichung des physiologischen Sollzustandes vom Istzustand (messbare Größen) oder als verstellter Sollwert definiert. Sie werden subjektiv unterschiedlich wahrgenommen und bewertet: in Alltag und Prävention, in subakuten Phasen und Chronifizierung. Funktionsstörungen werden über Schmerzen und/oder Bewegungsstörungen symptomatisch und können zu psychischen Veränderungen führen. Sie sind eine Basis für die manualmedizinische Diagnostik (S. 82) und Behandlung (S. 138).

Prinzip

Manuelle Therapie als Bestandteil der Manuellen Medizin und der Osteopathie hat zwei wesentliche Ziele:

- Reduktion bis Beseitigung von Schmerzen vorwiegend des Bewegungssystems (Nozireaktion, S. 40) und
- Beseitigung von Funktionsstörungen des Bewegungssystems.

Funktionskrankheiten des Bewegungssystems sind gesundheitliche Störungen, bei denen komplexe Funktionsstörungen des Bewegungssystems die Hauptfaktoren anhaltender Beeinträchtigungen von Funktionsfähigkeit, Aktivitäten und Partizipation und/oder Schmerzen sind (ICF-Modell, S. 72). Funktionskrankheiten haben immer eine subjektive Symptomatik (Schmerz, Funktionsbehinderung).

Funktionskrankheiten des Bewegungssystems werden über die Untersuchung der Funktionsstörungen mit ihren konstituierenden Elementen (Gelenke, Muskulatur, Bindegewebe, Nervensystem und Psyche, einschließlich metabolischer, kardiovaskulärer, vegetativer und neuronaler sowie psychischer Regelung) wissenschaftlich erklärt.

Praxistipp

Bewegungsmangel führt durch die damit verbundenen fehlenden Reize zu einer Verminderung der Reagibilität der Funktionen als Maladaptation. Daraus entwickelt sich eine Reihe von Folgeprozessen, die unter anderem mit den nun nicht mehr vom Muskel bei Aktivität freigesetzten Botenstoffen – Myokinen – zusammenhängen.

Weitere Ursachen für Funktionsstörungen sind Fehl- und Überlastungen, Ermüdung (zentral und/oder peripher), Widerspruch zwischen Belastung und Belastbarkeit. Die Ursachen sind jeweils unter Beachtung von Alter, Geschlecht und individueller Konstitution (z. B. Spezialisierung im Sport) zu analysieren.

Wechselwirkung Funktionsstörungen und Schmerz

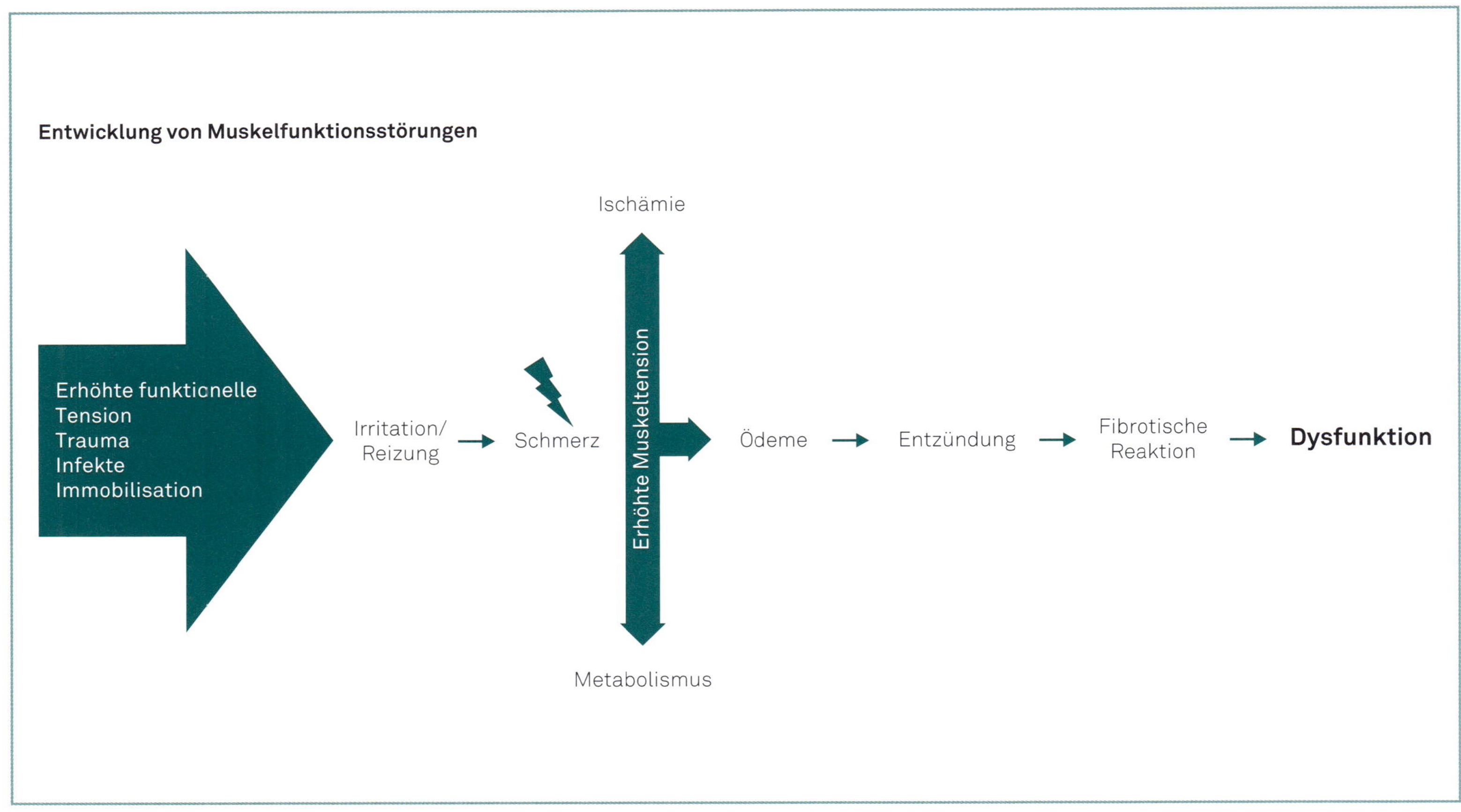

Abbildung 1-15: Wechselwirkung Funktionsstörungen und Schmerz

Synonym

Einfluss von Funktion und Schmerz, Kopplung von Schmerz und Funktionsstörungen, Kausalkette von Schmerz und Funktionsstörungen

Definition

Schmerz und Funktionsstörungen sind eng miteinander gekoppelt (Schmerz, S. 38).

Prinzip

Rund drei Viertel aller chronischen Schmerzsyndrome werden von den Patientinnen und Patienten im Bereich der Halte- und Bewegungsorgane berichtet. Gleichzeitig ist belegt, dass die therapeutischen Interventionen bei nicht spezifischen Rückenschmerzen (kein pathologischer Befund an der Struktur der Wirbelsäule (S. 104; Flaggensystem, S. 122) die Prinzipien des motorischen Lernens und der Neuroplastizität nicht berücksichtigen. Das Bewegungssystem des Menschen ist das Zielorgan von Untersuchung, Diagnostik und Therapie der Manuellen Therapie.

Manuelle Therapie hat daher primär die Aufgabe, Funktionsstörungen, Funktionsbeschwerden im Bewegungssystem besser und frühzeitig zu erkennen, um sie adäquat behandeln zu können. Hierfür sind tiefere Kenntnisse sowohl zur Steuerung und Kontrolle der Bewegung und Haltung als auch zur Funktion der einzelnen Bestandteile des Bewegungssystems erforderlich.

Die Frage nach Ursache und Wirkung im Zusammenhang mit Schmerz und Funktionsstörungen am Bewegungssystem erinnert an das Henne-Ei-Problem. Die Antwort ist selbst nicht in der Schmerzdefinition (S. 39) zu finden, sondern benötigt ein Verständnis für die Nozizeption (S. 41) und die Chronifizierung von Schmerz (S. 39) sowie die durch Schmerz ausgelösten Veränderungen in Muskelspannung, Haltung, Bewegung und begleitende vegetative Komponenten (Nozireaktion, S. 40). Andererseits beanspruchen einseitige Belastungen sowie Über- und Fehlbelastungen die Strukturen des Bewegungssystems und führen als potenzielle Schädigung zu Schmerzen (S. 42). Aber auch infolge von Bewegungsmangel wird die Belastbarkeit der Gewebe gesenkt, so dass Überbelastung wahrscheinlicher wird und Schmerzen früher auftreten. Aus dieser Erkenntnis wird die Aufklärung (S. 132) zur Bedeutung der Bewegung zu einem zentralen Punkt beim Einsatz von Manueller Therapie.

Praxistipp

Die frühzeitige Aufklärung und Beseitigung der Schmerzursache ist Voraussetzung zur Vermeidung einer Chronifizierung der Schmerzen.

Schlüsselregionen

Beispiel Kranio-zerviko-thorakaler Übergang

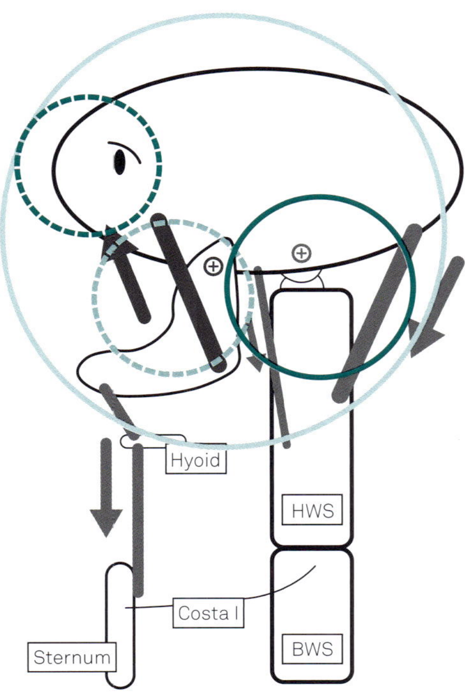

Kranio-zerviko-thorakaler Übergang mit Überlagerung mehrerer sensomotorischer Funktionskreise:

= Kopfgelenke;
= Okulomotorik;
= Kaumotorik;
= Zusammenwirken von Blickmotorik, Kopfstabilisation, Gleichgewicht und Haltung; Atmung, angepasst an verschiedene Bewegung;
HWS = Halswirbelsäule;
BWS = Brustwirbelsäule

(Mit freundlicher Genehmigung vom Kiener Verlag und von Prof. Dr. Winfried Neuhuber)

Abbildung 1-16: Schlüsselregionen (erstellt von Prof. Dr. W. Neuhuber, FAU Erlangen-Nürnberg)

Synonym

Übergangsregionen, Schlüsselstellen, Schlüsselfunktion

Definition

Region der Wirbelsäule, die aufgrund ihrer Einbeziehung in verschiedene Bewegungsfunktionen, besonders häufig und intensiv Fernwirkungen, pathogenetische Verkettungen (S. 48) und therapeutische Wirkungen erkennen lässt. Dazu gehören vor allem die Enden der Wirbelsäule. Zu beachten ist, dass aufgrund der hohen Wertigkeit seiner Afferenzen dem Fuß eine vergleichbare Bedeutung zugeschrieben wird.

Prinzip

Es werden folgende Schüsselregionen unterschieden:

- *Kranio-zervikaler Übergang* (Okziput-C1-C2-C3) (CCÜ): Mehrere motorische Funktionssysteme sind miteinander verknüpft. Jedes der Teilsysteme Blickmotorik, Atmung, Kaumotorik und Gleichgewicht ist durch mehrere Reflexmechanismen abgesichert.
- *Zerviko-thorakaler Übergang* (Bereich C6 bis Th3) (CTÜ): Der Schultergürtel mit Schulterblatt, Klavikula und oberen Rippen (obere Thoraxappertur) sowie den großen Muskeln der Arme haben eine enge anatomisch-funktionelle Beziehung. Die funktionellen Systeme der Rumpfbeweglichkeit und -stabilität, Atmung und der Greiffunktion (funktionelle Armkette) von HWS – Schulter – Ellenbogen bis zur Hand überlagern sich.
- *Thorako-lumbaler Übergang* (Segmente Th9-L1) (TLÜ): Hierzu gehören die unteren Rippen und Zwerchfell, die die Brust- von der Bauchhöhle trennen. Der Wechsel der Hauptbewegungsrichtung von Rotation (BWS) und Flexion-Extension (LWS) findet hier statt. Es überlagern sich Bewegungen der Wirbelsäule mit Gang und Atmungssystem, das wiederum in enger Beziehung zu den Oberbauchorganen steht.
- *Lumbo-sakraler Übergang* (L4-S1, Sakroiliakalgelenk und Becken) (LSÜ): Die mechanische Belastung ist durch die hohen Lasten und Hebelwirkungen von Beinen und Oberkörper hoch. Der myofasziale Beckenboden bildet zudem eine Basis für die Organe des Unterbauches und Urogenitalsystems.

Praxistipp

Muskelverspannungen und Schmerz im Bewegungssystem manifestieren sich besonders häufig und intensiv in diesen Schlüsselregionen. Die Nerven zu und aus Muskeln (S. 44), Gelenken und Faszien (S. 62) sind hier in einem besonders dichten Netz von motorischen, sensiblen, sympathischen und parasympathischen Nervenfasern ausgebreitet. Übergangsregionen sind daher vulnerable Schlüsselregionen mit einer hohen klinischen Bedeutung. Hier bestehen Verbindungen der Wirbelsäule zu peripheren Gelenken mit wichtigen Muskelgruppen, Nerven und speziellen Körperfunktionen (ICF, S. 72). Akute Beschwerden erfordern daher besonders eine manualmedizinische Behandlung und Manuelle Therapie in der jeweiligen Schlüsselregion.

Segmentale Dysfunktion

Im Prinzip
stimmt der zu einer **segmentalen Dysfunktion** führende Prozess
mit einem Schutzreflexgeschehen überein.

Beispiel: Die Hand berührt die heiße Herdplatte.
Die Armbeuger werden aktiviert (Entfernen der Hand)
+ segmentale Noziafferenzen aktivieren die autochthone Rückenmuskulatur im gleichen Segment.

Wenn sich diese muskuläre Aktivierung nicht wieder löst, sondern anhaltend ist,
kommt es zu **Fehlern im sensomotorischen Regelkreis**.

Dies wiederum unterhält einen Circulus vitiosus:
Die dauerhaft angespannte Muskulatur ist schlecht in der Lage, ihre eigene Länge und Spannung
zu messen. Diese mangelhafte Propriozeption führt zu mangelhaften motorischen Efferenzen usw.

Für diese dauerhafte Aktivierung sind zwei Faktoren bestimmend:
1. Ein andauernder und/oder ausreichend starker **nozizeptiver Reiz** im betroffenen Segment.
2. Ein bereits erhöhter Grundtonus der Muskulatur. Dieser wird über die von Gamma-Motoneuronen
innervierten Muskelspindeln reguliert und
u. a. durch absteigende Bahnen aus dem **limbischen System** beeinflusst.

Da dieser Pathomechanismus grundsätzlich reversibel ist (z. B. durch Manuelle Therapie),
wird der Begriff **reversible Funktionsstörung**
synonym verwendet.

Abbildung 1-17: Segmentale Dysfunktion

Synonym

Segmentale, funktionelle Abweichung, reversible Funktionsstörung, segmentales Syndrom, segmentale Instabilität

Definition

Abweichung von der physiologischen Segmentfunktion im Sinne der vertebralen Hypo- oder Hypermobilität (S. 41) durch strukturelle und/oder funktionelle Veränderungen an den Gelenken oder in den Weichteilen.

- *Segment*: Alle Gewebe, die von einem Spinalnerven innerviert werden und damit eine phylogenetisch gemeinsame Herkunft haben. Funktionelle und klinische Bedeutung: segmentbezogene, also regionale reflektorische Zuflüsse aus den Propriosensoren und Nozizeptoren. Erste zentralnervale Verarbeitung im Spinalsegment sowie reflektorisch-reaktive Aktivitätserhöhung der motorischen und ggf. autonomen Efferenz. Funktionelle Abweichungen zeigen sich in reflektorisch algetischen Krankheitszeichen (RAK) (S. 40).
- *Bewegungssegment* (nach Junghanns, 1954): Die Verbindungen zweier Wirbel. Funktionelle und klinische Bedeutung besteht, da das Bewegungssegment die Beweglichkeit der Wirbelsäule ermöglicht.
- *Blockierung* (synonym Reversible hypomobile segmentale [artikuläre] Dysfunktion): Dabei handelt es sich um eine funktionell bedingte, eingeschränkte Beweglichkeit (Gelenkspiel, S. 78).

Prinzip

Neurophysiologisch ist die Hypomobilität eine Reaktion auf Nozizeption mit unwillkürlicher Aktivierung der tiefen autochthonen Muskulatur (z. B. Rückenschmerz – Aktivierung Mm. multifidi). Aus der funktionellen Verknüpfung nozizeptiver, motorischer (S. 104) und vegetativer Informationsflüsse ergibt sich eine Befundkonstellation (MIP, S. 82) mit den drei Hauptmerkmalen für die Diagnostik (s. Kap. 3):

1. Tastbare reflektorische Verspannung bei Bewegungstests (Spannungszeichen) (S. 47),
2. Auslösbare Phänomene einer segmental zugeordneten Nozireaktion (S. 41),
3. Reflektorische Phänomene in der Haut und im Bewegungssystem (S. 19) aufgrund nozizeptiver Reize betreffen die motorische und die autonome Efferenz (S. 34).

Praxistipp

Abzugrenzen ist der Begriff „somatische Dysfunktion" (Osteopathie) als beeinträchtigte oder veränderte Funktion verwandter Komponenten des somatischen Systems (Körpergerüst) mit Skelett-, Arthrodial- und myofaszialen Strukturen sowie verwandten Gefäß-, Lymph- und Nervenelementen.

An den peripheren Gelenken (S. 99) können ähnliche Phänomene des Funktionsverlustes auftreten. Es kommt zur Einschränkung des Gelenkspiels (S. 78) im Zusammenhang mit fortgeleiteten Dysbalancen in den Funktionsketten (S. 49) sowie übertragenen und fortgeleiteten Schmerzreaktionen (S. 51).

Muskuläre Dysbalance

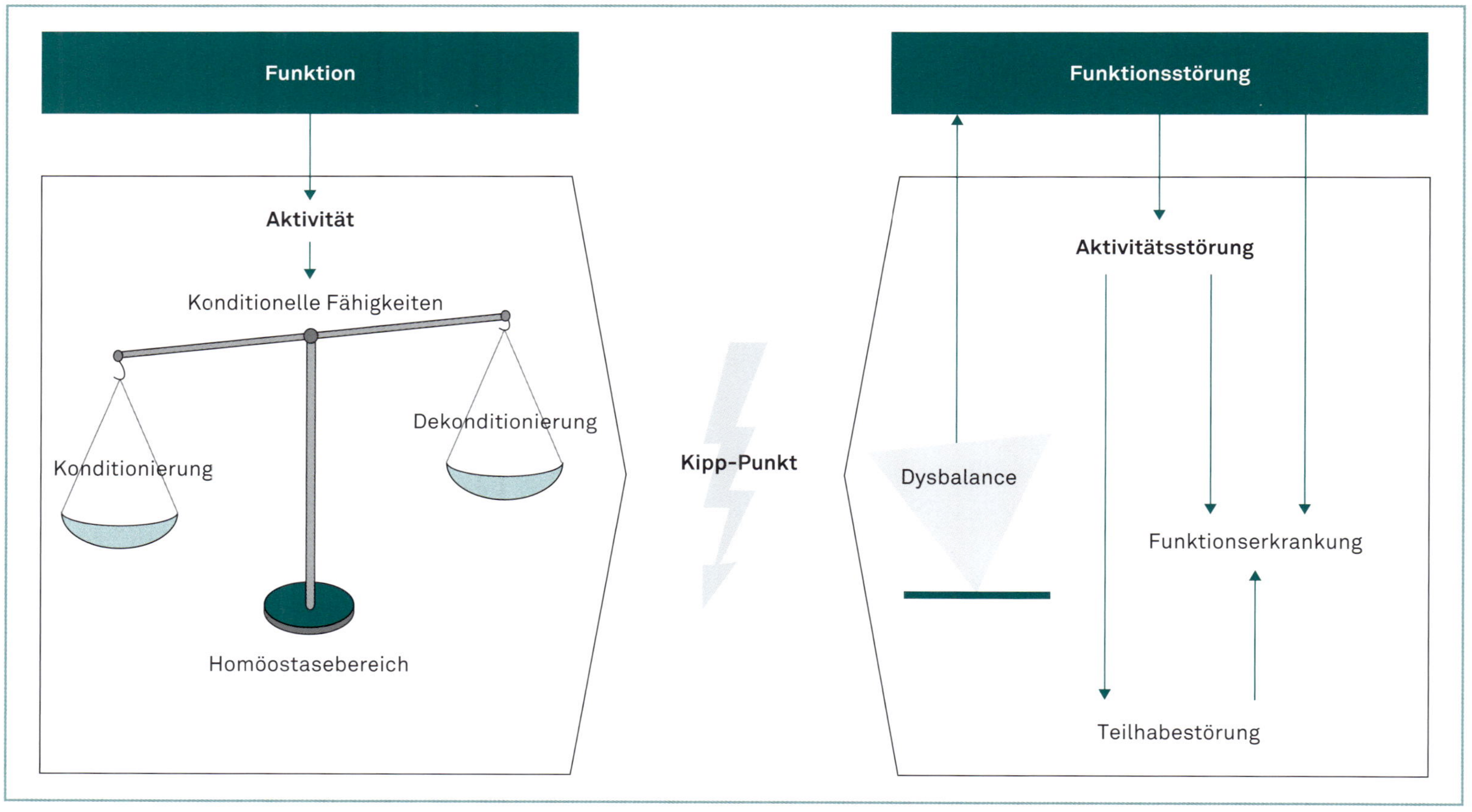

Abbildung 1-18: Muskuläre Dysbalance

Synonym

Muskuläres Ungleichgewicht, muskuläre Imbalance

Definition

Das Bewegungssystem (S. 19) ist in Balance, wenn die konditionellen Fähigkeiten (Kraft, Schnelligkeit, Ausdauer inklusive Koordination) von Agonisten und Antagonisten (z.B. Beuger, Strecker) die physiologische Aufgabe des Systems, d.h. Bewegung und Haltung unter verschiedenen Bedingungen, ermöglichen.

Prinzip

Eine Dysbalance kann durch eine veränderte Länge, Kraft oder Spannung im Verhältnis zweier zusammenwirkender Muskeln auftreten. Ein typisches Muster ist die Kombination aus Muskelschwäche und Verspannung bzw. Verkürzung (S. 47). Der Begriff Dysbalance ist als ein Untersuchungsbefund zu werten. Es handelt sich dabei selbst noch nicht um eine Funktionsstörung. Vielmehr geht es häufig um ein Anfangsstadium von Funktionsstörungen, wobei der Untersuchungsbefund Dysbalance der Funktionsstörung (S. 52) nicht gleich zu setzen ist.

Als Ursachen werden Bewegungsmangel (Inaktivität) und einseitige Belastung in Beruf, Familie, Freizeit, Sport betrachtet, also eine Dysbalance zwischen Belastung und Belastbarkeit und den damit verbundenen, ungewollten einseitigen Anpassungserscheinungen. Wird die Belastung allmählich wieder angepasst und gesteigert, kommt es zur rehabilitativen Adaptation (S. 42) der Funktion und damit zur Verbesserung der Leistungsfähigkeit. Bei Überforderung kommt es zur Funktionsstörung. Diese kann kompensiert sein (ohne Symptome) oder dekompensieren (mit Symptomen, S. 102).

Dysbalancen sichern die physiologische Funktion unter veränderten Beanspruchungen und Lebensbedingungen weiterhin ab.

Praxistipp

Dysbalancen und Funktionsstörungen haben jeweils immer eine individuelle Bezugsebene, mit welcher eine Bewertung des Befundes durchgeführt wird. Bei sportlicher, familiärer und beruflicher Beanspruchung sollten muskuläre Dysbalancen auf jeden Fall behandelnd ausgeglichen werden, da es durch das Ungleichgewicht zu Reizungen der Sehnen, Muskeln und Gelenken kommt. In weiterer Folge entstehen Schmerzen, das Verletzungsrisiko steigt und die Leistungsfähigkeit sinkt.

Der therapeutische Ansatz ist für die verkürzte Muskulatur (meist tonischer Muskel) und abgeschwächte Muskulatur (meist phasischer Muskel) unterschiedlich (S. 44). Eine Abschwächung sollte durch Kraft-/Ausdauertraining wiederaufgebaut werden. Verkürzte Muskeln können durch eine Kombination von Faszientraining, Relaxations- und Dehnungsübungen wiederhergestellt werden.

Zusätzlich sind ein Koordinationstraining und gezielte Entspannungstechniken wirksam, um den Kreislauf der Dysbalance zu durchbrechen. Zur Kräftigung kann zur Manuellen Therapie eine Elektrostimulation additiv eingesetzt werden (S. 146; S. 148).

Faszien und myofasziale Dysfunktion

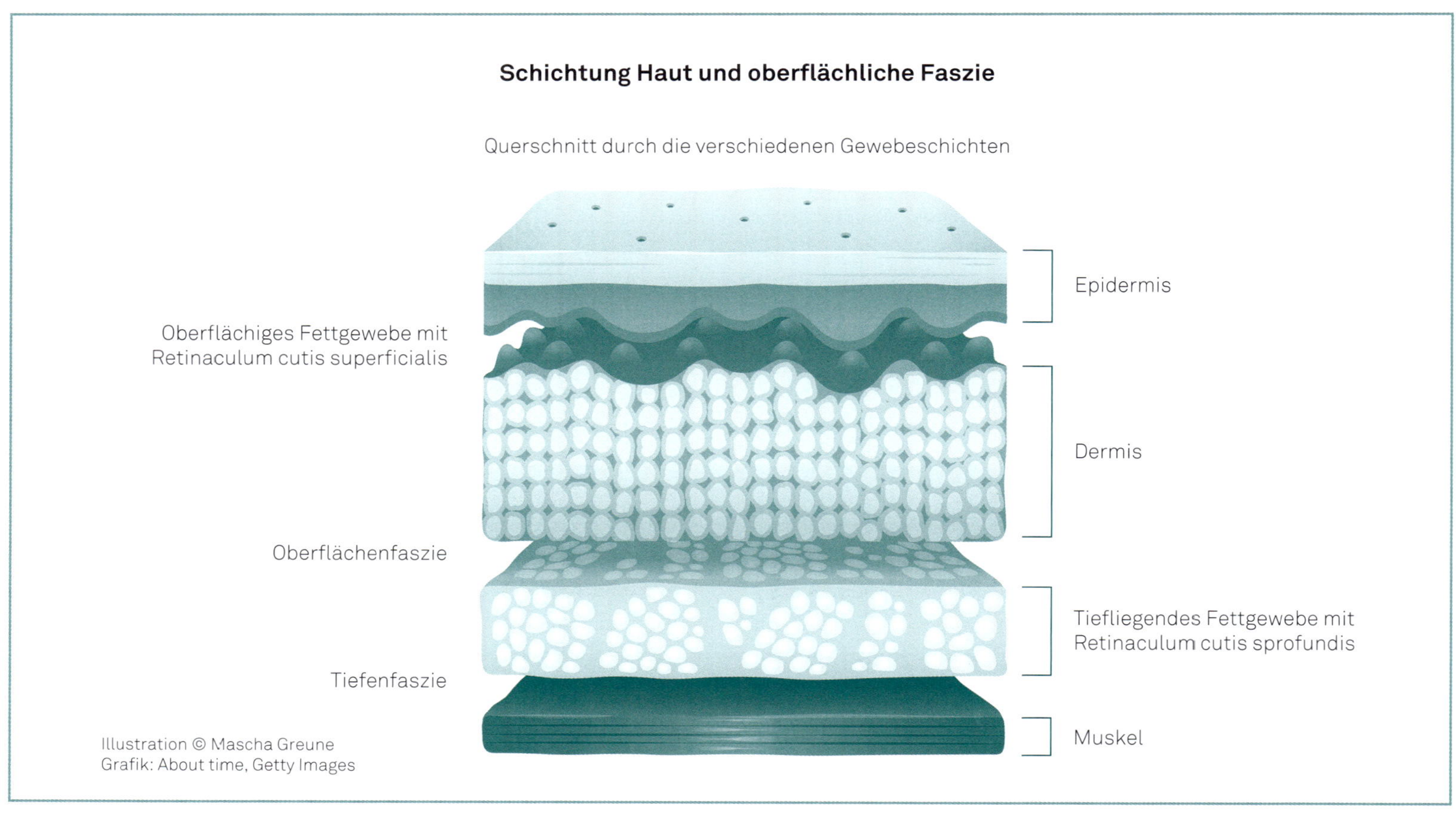

Abbildung 1-19: Faszien und myofasziale Dysfunktion

Synonym

Bindegewebsbestandteile und deren funktionelle Beeinträchtigung

Definition

Faszien sind der weiche Bestandteil des Bindegewebes, zu dem auch Bänder, Platten, Sehnen, Gelenkkapseln und Knochen gehören. Als dreidimensionales System durchziehen in unterschiedliche Richtungen verlaufende Kollagenfasern den gesamten Körper. Diese umhüllen alle Organe. Sie geben zusammen mit Knochen und Sehnen dem Körper und einzelnen Strukturen Festigkeit bei Kompression und Spannung (Kraftübertragung). In Anlehnung an die Architektur spricht man von Tensegrity (gespannte Einheit). Muskelfasern sind häufig direkt in der umhüllenden Faszie verankert.

Prinzip

Es werden drei Arten von Faszien unterschieden:

1. Eine oberflächliche (subkutane) Faszie mit hoher Dehnbarkeit aufgrund hoher Viskoelastizität umschließt den gesamten Körper. Durchblutungsänderungen und Fetteinlagerungen beeinflussen die Dehnbarkeit und Verschieblichkeit.
2. Viszerale Faszien als Umhüllung und Aufhängung innerer Organe. Sie sind wenig elastisch.
3. Tiefe Faszien umhüllen Muskeln und bedingen deren Verschieblichkeit. Sie enthalten einen hohen Anteil an Proprio-, Thermo- und Mechanorezeptoren sowie Nozizeptoren.

Mechanische, thermische und biochemische Einflüsse, z. B. durch Hormone, verändern die Viskosität durch Umstrukturierung der Faszien und verändern ihre biomechanischen Eigenschaften, die wiederum die Arbeitspunkte der in ihnen eingelagerten Sensoren beeinflussen (myofasziale Dysfunktion). Eingelagerte Myofibroblasten mit kontraktilen Fähigkeiten sollen bei Verhärtungen eine Rolle spielen (z. B. Karpaltunnel-Syndrom).

Aus diesen erst in letzter Zeit erkannten Eigenschaften der Faszien leitet sich ihre Bedeutung bei der Entstehung von funktioneller Beeinträchtigung (S. 52) und von Schmerzen (S. 38) im Bewegungssystem ab.

Praxistipp

Die geübte Palpation (S. 76) ist das Hauptinstrument für die Untersuchung faszialer Strukturen. Manualtherapeutische und osteopathische Massagen, spezielle Faszientherapien wie auch das Schröpfen sollen nachhaltig die Faszienfunktion verbessern. Bei Sportlern sind „self myofascial techniques“ mit Blackroll® beliebt, aber in ihrer Wirkung nicht belegt. Das Rolfing® als Marke für eine spezielle manuelle Einwirkung auf Faszien wird bei Haltungsstörungen (S. 64) eingesetzt, die auf Verhärtung von Faszien zurückgeführt werden.

Haltungsstereotype

Muskel-Imbalance-Syndrome (statische Stereotype-Störungen)		
Bezeichnung	**Symptomatik**	**Klinische Zeichen**
Oberes gekreuztes Syndrom	z. B. rezidivierende Nackenverspannungen, Schulterschmerz, vertebraler Schwindel, häufig asymptomatisch	Kopfvorhalte, Schulterprotraktion, BWS-Hyperkyphose Verkürzt: Nackenstrecker, Mm. pectorales Abgeschwächt: tiefe Halsbeuger, untere Scapulafixatoren
Unteres gekreuztes Syndrom	z. B. rezidivierender unterer Rückenschmerz, Hüft- oder Leistenschmerz, häufig asymptomatisch	Lumbale Hyperlordose, unzureichend aufgerichtetes Becken Verkürzt: M. erector spinae, M. iliopsoas Abgeschwächt: Bauchmuskulatur (Tranversus abdominis), Glutealmuskulatur
Etagensyndrom	z. B. rezidivierender LWS- und/oder Nackenschmerz	Verspannt: Nackenstrecker, unterer Rückenstrecker Gehemmt: untere Scapulafixatoren, Glutealmuskulatur

Tabelle 1-3: Haltungsstereotype

Synonym

Muskelimbalance-Syndrom nach Janda

Definition

Haltung ist der Zustand zwischen zwei Bewegungen mit gegen die Gravitation gerichteter Muskelaktivität. Stereotype ist hier ein typisches gleichförmig, wiederholbares Haltungsmuster (Bewegungsstereotype, S. 66)

Prinzip

Haltungen sind auch motorische Leistungen (S. 34–37)! Janda (Smolenski et al., 2016) beschrieb für die Manuelle Therapie drei klinisch relevante Syndrome:

- Oberes gekreuztes Syndrom
- Unteres gekreuztes Syndrom
- Etagensyndrom.

Die „gekreuzte" Symptomatik ergibt sich aus der antagonistischen Verschaltung tonischer und phasischer Muskulatur, welche wechselseitig dorsal oder ventral lokalisiert ist. Die überwiegend tonisch aktiven Muskeln (Aufrechterhaltung gegen die Erdschwerkraft) neigen zur reversibel strukturellen Verkürzung, während gleichzeitig eine Hemmung der phasischen Muskeln besteht (S. 44). Beides sind Zeichen einer muskulären Dysbalance.

Das sogenannte „Etagensyndrom" ist dorsal lokalisiert. Die tonisch-verkürzte und die phasisch-inhibierte Muskulatur sind dabei typischerweise als kraniosakrale Sequenz ausgerichtet:

- Reversibel strukturell verkürzt obere Schulterblattstabilisatoren
- Inhibierte mittlere Schulterblattstabilisatoren
- Reversibel strukturell verkürzte thorakale und lumbale Rückenstrecker
- Inhibierte Glutealmuskulatur
- Reversibel strukturell verkürzte Ischiokrurale Muskulatur.

Praxistipp

Klinisch findet man das Etagensyndrom bei chronischen Rückenschmerzen (S. 104). Die Therapie umfasst eine Auswahl an Maßnahmen zur Kombination von Dehnung der tonischen Muskulatur und Fazilitation der verkürzten Muskulatur.

Bei älteren Menschen sind die motorischen Stereotypen oft verfestigt. Eine Therapie kann dann zu weiteren Störungen führen!

Bewegungsstereotype

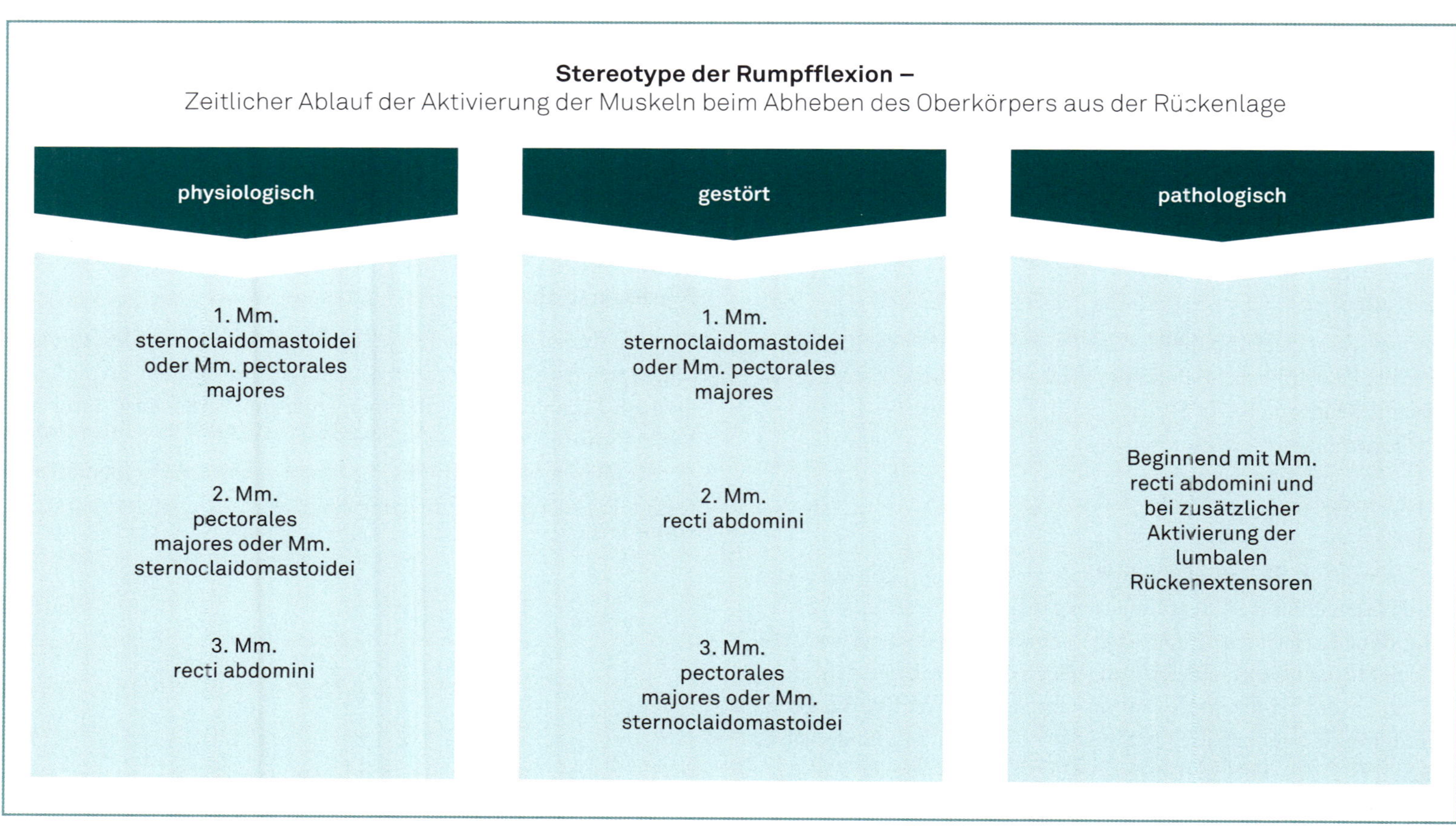

Abbildung 1-20: Bewegungsstereotype

Synonym

Motorische Stereotype, Motor Pattern

Definition

Typische, sich gleichförmig wiederholende Bewegungsmuster.

Prinzip

Die Untersuchung von Bewegungsmustern dient der Beurteilung der Motorik von Haltung (S. 64) und Bewegung und dem Auffinden von Störungen (Inkoordination, Dysfunktion) in Atmung, Stand und Gang sowie bei typischen Bewegungen wie sie alltäglich im Arbeits- oder Freizeitbereich vorkommen. Bevorzugt werden die sechs von Janda (Smolenski et al., 2016) beschriebenen Bewegungsmuster geprüft:

- Hüftextension (S. 96)
- Hüftabduktion
- Heben des Rumpfes aus der Rückenlage
- Liegestütz
- Heben des Kopfes in Rückenlage
- Armabduktion.

Bei der Ausführung dieser Bewegungen werden idealerweise die beteiligten Muskel in einer bestimmten festen (stereotypen) Reihenfolge aktiviert. Bei stärkeren Abweichungen von dieser Reihenfolge können klinische Beschwerden bestehen. Eine Beurteilung ist über Elektromyografie (EMG) objektivierbar, aber mit Übung auch visuell beschreibbar. Eine funktionspathologische Beurteilung sollte immer im Zusammenhang mit eventuell vorhandenen Triggerpunkten (S. 50) im verkürzten tonischen Muskel sowie mit segmentalen Funktionsstörungen erfolgen. Um die Atmungsstereotype (S. 94) zu bestimmen, wird unter Palpation (S. 76) besonderer Fokus auf das symmetrische Heben der Rippen gelegt.

Praxistipp

Abzugrenzen ist der in der Manuellen Therapie verwendete Begriff von in der Neurologie und Psychiatrie gemäß ICD-10-GM unter F98.4 „Stereotype Bewegungsstörungen“ (Deutsches Institut für Medizinische Dokumentation und Information (DIMDI), 2019):

Willkürliche, wiederholte, stereotype, nicht funktionale und oft rhythmische Bewegungen, die nicht Teil einer anderen psychischen oder neurologischen Krankheit sind, z.B. Körperschaukeln, Kopfschaukeln, Haarezupfen, Haaredrehen, Fingerschnipsgewohnheiten und Händeklatschen oder stereotype Selbstbeschädigungen wie wiederholtes Kopfanschlagen, Ins-Gesicht-schlagen, In-die-Augen-bohren und Beißen in Hände, Lippen oder andere Körperpartien.

2 Untersuchung und Assessment

Im vorhergehenden ersten Kapitel haben wir versucht, die Komplexität und neurophysiologischen Zusammenhänge von Funktionsstörungen und Schmerzen in Verbindung mit der Manuellen Medizin, der Funktionsmedizin und der Manuellen Therapie widerzuspiegeln. Im klinischen Alltag erfordert die Komplexität eine ganzheitliche Betrachtung von gestörten Funktionen. Hierfür hat die Weltgesundheitsorganisation bereits im Jahr 2001 das Klassifikationssystem International Classification of Functioning, Disability and Health (ICF) (S. 72) publiziert. Die ICF bietet die Möglichkeit Strukturen und Funktionen, Aktivitäten, Teilhabe, personenbezogene und Umweltfaktoren sowie deren Zusammenhänge einzuordnen.

Die Komplexität erfordert zwingend, den Patienten bzw. die Patientin zunächst eingehend zu untersuchen (**Abb. 2-0**). Neben der Anamnese (S. 80) und der allgemeinen klinischen Untersuchung werden nach einem definierten Schema (S. 74) Befunde erhoben, die zu einer manualmedizinischen Funktionsdiagnose (s. Kap. 3) führen. Im europäischen Raum hat sich die Befundtrias mit Mobility (segmentale Hypomobilität), Irritation (Tonuserhöhung der segmental zugeordneten Muskulatur) und Provocation (typisches Verhalten der segmental zugeordneten Gewebe bei passiver Bewegung im betroffenen Segment) (MIP) (S. 82) etabliert.

Spezifikum der Manuellen Therapie ist es, dass die Untersuchungen prinzipiell palpatorisch (S. 76) erfolgen. Die Untersuchungen beziehen sich auf die verschiedenen Gelenke und knöchernen Strukturen mit den darüber und in der Nähe befindlichen Faszien, Muskeln, Sehnen, Ligamenten und Nerven. Dabei wird in einem definierten Algorithmus systematisch vorgegangen. An eine global orientierende Befunderhebung (S. 74) schließen die regional orientierende Befunderhebung (S. 86) und danach die gezielte Untersuchung (S. 86) an. Für die manualtherapeutische Versorgung bestimmter Patientengruppen (z. B. Kinder (S. 108), mit Rückenschmerz (S. 104), mit kraniomandibulärer Dysfunktion (S. 106)) haben sich im Laufe der Zeit Spezialisierungen herausgebildet.

Die erhobenen Befunde und deren Bewertung werden schließlich für eine Arbeitsdiagnose (s. Kap. 3) zusammengefasst, die im weiteren manualtherapeutischen Prozess (s. Kap. 4) überprüft (s. Kap. 5) wird.

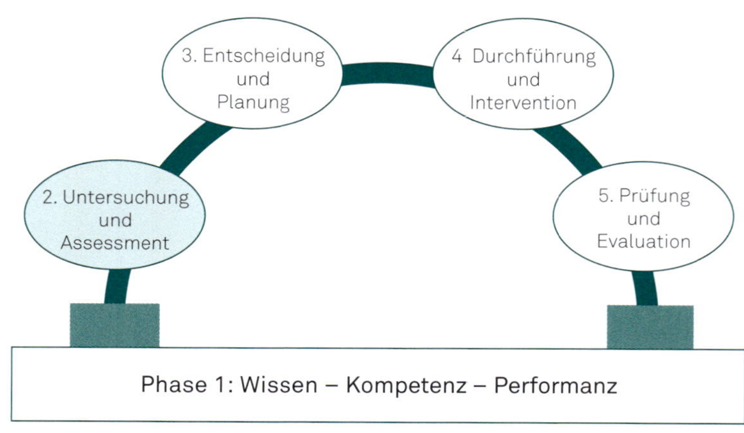

Abbildung 2-0: Grundlegender Gesundheitsversorgungsprozess

2.1 Übersicht der Instrumente

International Classification of Functioning, Disability and Health (ICF)

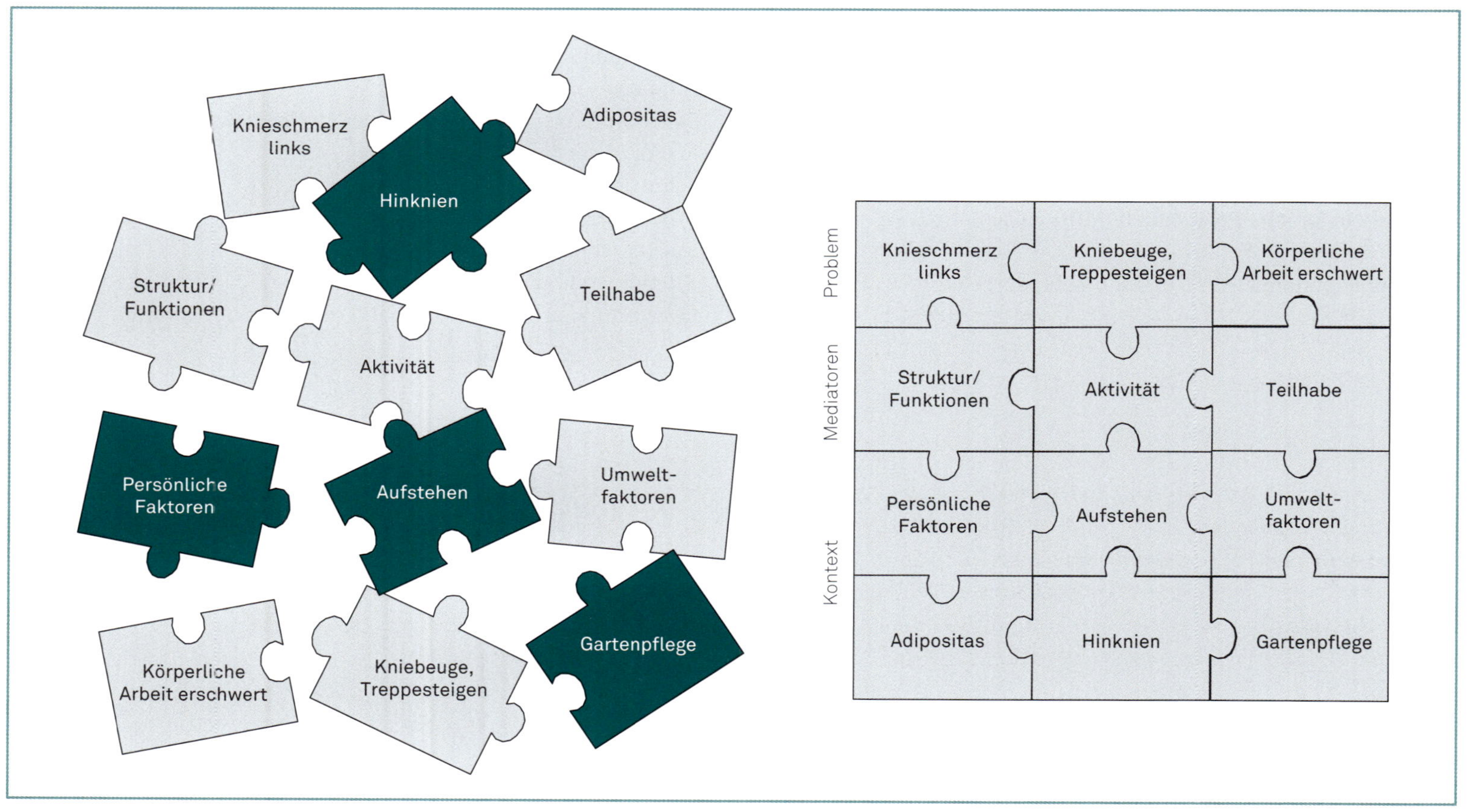

Abbildung 2-1: International Classification of Functioning, Disability and Health (ICF)

Synonym

ICF, Internationale Klassifikation der Funktionsfähigkeit, Behinderung und Gesundheit

Definition

Die ICF besteht aus fach- und länderübergreifend einheitlichen und standardisierten Definitionen zur Beschreibung des funktionalen Gesundheitszustandes, der Behinderung, der sozialen Beeinträchtigung und der relevanten Umgebungsfaktoren einer Person. Diese Klassifikation ist (besser als die ICD, die Krankheiten klassifiziert) geeignet, um die mit Erkrankungen einhergehenden bio-psycho-sozialen Aspekte unter Berücksichtigung der relevanten Kontextfaktoren systematisch zu erfassen.

Prinzip

Zu Beginn wird im Rahmen der Untersuchung mit dem Ziel einer Arbeitsdiagnose ein ausführlicher Befund erhoben. Dabei berücksichtigen Ärzte und Physiotherapeuten die Kriterien der ICF. Der so gewonnene Überblick erleichtert Arbeitsdiagnose, Therapieziel und Entscheidungsfindung zur therapeutischen Intervention, inkl. Edukation und Hilfsmittelversorgung, sowie Behandlungstaktik.

Die ICF unterstützt einerseits durch die einheitliche Denkhaltung und den Sprachgebrauch den Teamansatz (S. 162) in der Manuellen Therapie und andererseits die geforderte Dokumentation (S. 176) und Kommunikation (Winkelmann & Helmer-Denzel, 2022).

Praxistipp

Das ICF-System ist zweigeteilt mit je zwei Komponenten:

1. *Funktionsfähigkeit und Behinderung* (Skala mit dem Ausprägungs- bzw. Einschränkungsgrad von „Problem gering vorhanden" bis „Problem voll ausgeprägt")
   - 1.1 *Körperfunktionen und Körperstrukturen*: Hier sind alle Informationen mit dem Ziel subsumiert, die physische Einschränkung des Patienten vollständig zu beschreiben. Beispielsweise zählen hierzu mit der Bewegung im Zusammenhang stehende Strukturen und Einschränkungen der Gelenkbeweglichkeit (S. 88).
   - 1.2 *Aktivität und Partizipation* (besser „Teilhabe als Einbezogensein in eine Lebenssituation"): Hier wird die Funktionsfähigkeit des Patienten aus gesellschaftlicher Perspektive beschrieben, d.h. Einschränkungen des Patienten z.B. hinsichtlich dessen Mobilität, Kommunikation, Selbstversorgung, gemeinschaftlichen Lebens und Interaktion.
2. *Kontextfaktoren* (können sich sowohl positiv als auch negativ auswirken)
   - 2.1 *Umweltfaktoren*: Beschrieben wird hier die Gesamtheit der auf den Patienten bezogenen externen Faktoren, die seinen Zustand beeinflussen.
   - 2.2 *Personenbezogene Faktoren*: Es werden sämtliche interne Faktoren beschrieben, also die Faktoren, die vom Patienten selbst ausgehen, gesteuert und beeinflusst werden können.

Manualtherapeutische Untersuchung

Global orientierende Befunderhebung des Körperstamms

Orientierende Befunderhebung durch Inspektion: Durch die Inspektion verschafft sich der Untersucher bzw. die Untersucherin bei jeder Erstvorstellung und jeder erneuten Erkrankung eine orientierende Übersicht zum gesamten Bewegungssystem des Patienten bzw. der Patientin.

Merke: Vorteilhaft ist es, immer in der gleichen Reihenfolge vorzugehen.

Reihenfolge	Inspektionsgegenstand	Untersuchungsart	Beurteilung
1.	Inspektion des Patienten bzw. der Patientin im Gehen; kann teilweise auch vor der eigentliche Therapieeinheit erfolgen, z. B. beim Hereinkommen.	Dynamische Untersuchung gibt erste Hinweise auf fehlerhafte Stereotype.	Auftrittsgeräusch links/rechts härter, Schrittdauer, Schrittlänge, Fußstellung, Oberkörpermitbewegung rechts/links etc.
2.	Inspektion des Patienten bzw. der Patientin im Stehen, (ggf. im Sitzen*) erfolgt systematisch von dorsal, lateral, ventral und von kaudal nach kranial. * Die Untersuchung im Sitz wird im Vergleich zum Stand zu unterschiedlichen Ergebnissen führen und ist besonders bei Sitzberufen von Bedeutung. Auf entsprechende Dokumentation ist zu achten.	Statische Untersuchung gibt Hinweis auf fehlerhafte Statik.	Lot: Hinweis auf oberes gekreuztes Syndrom nach Janda, Seitenasymmetrie etc.

Tabelle 2-1: Manualtherapeutische Untersuchung

Synonym

MT-Untersuchung, MT-Befund, MT-Befunderhebung

Definition

Die manualtherapeutische Befunderhebung stellt die Grundlage für das weitere therapeutische Handeln dar. Sie umfasst Untersuchungen zum Erkennen von reversiblen Funktionsstörungen (S. 52) am Haltungs- und Bewegungssystem (S. 19).

Prinzip

Dabei empfiehlt sich eine systematische Vorgehensweise:

- Global orientierende Befunderhebung im Gehen, im Stehen und myofasziale Untersuchung in 10 Schritten (Ten Steps, S. 98)
- Regional orientierende Befunderhebung: Prüfung der aktiven und passiven Funktionsbewegung, Palpation der Spannungszeichen und Schmerzprovokation durch isometrische Tests (Druck, Bewegung)
- Prüfung der lokalen segmentalen (auf das Wirbelsäulensegment bezogen) Befunderhebung (gezielte Untersuchung)
  - Wirbelsäule → Segment, Bewegung, Bewegungsrichtung
  - Extremitäten → Gelenkspiel: Traktion, anterior-posteriores Gleiten, Seitneigungsfedern
  - Muskulatur → Triggerpunkt (S. 50), (Ver)spannung bzw. Tonus, Kraft
  - Steuerung → Haltungs- und Bewegungsstereotypen (S. 67)

Es werden Befunde zur Hypomobilität (Blockierung), zur Beweglichkeit, zu Irritationen, Gewebe- und Tonus-Veränderungen sowie Asymmetrien eines untersuchten Segmentes bzw. der mitbeeinträchtigten Strukturen (Muskulatur, Faszien) sowie Befunde hinsichtlich der motorischen Kontrolle erhoben.

Ein systematisches Vorgehen setzt die Wertung der Befunde voraus. Im Kontext zur Anamnese (S. 80) werden die erhobenen funktionspathologischen Befunde zusammengetragen und beurteilt. Dies führt dann zur Funktionsdiagnose.

Praxistipp

Eine schriftliche Dokumentation (S. 176) aller Befunde ist unabdingbar. Neben einer verbalen Dokumentation sind Zeichnungen/Skizzen mit Befundsymbolen zu empfehlen (z. B. Blitz für schmerzhafte Region). Diese ermöglichen eine rationelle Aufzeichnung während der Untersuchung am Patienten und dienen einer schnellen Orientierung nachfolgender oder früherer Befunde, die vor allem zur Verlaufs- und Therapiebeurteilung entscheidend sind. (Winkelmann & Görgner, 2023).

Palpationskompetenz

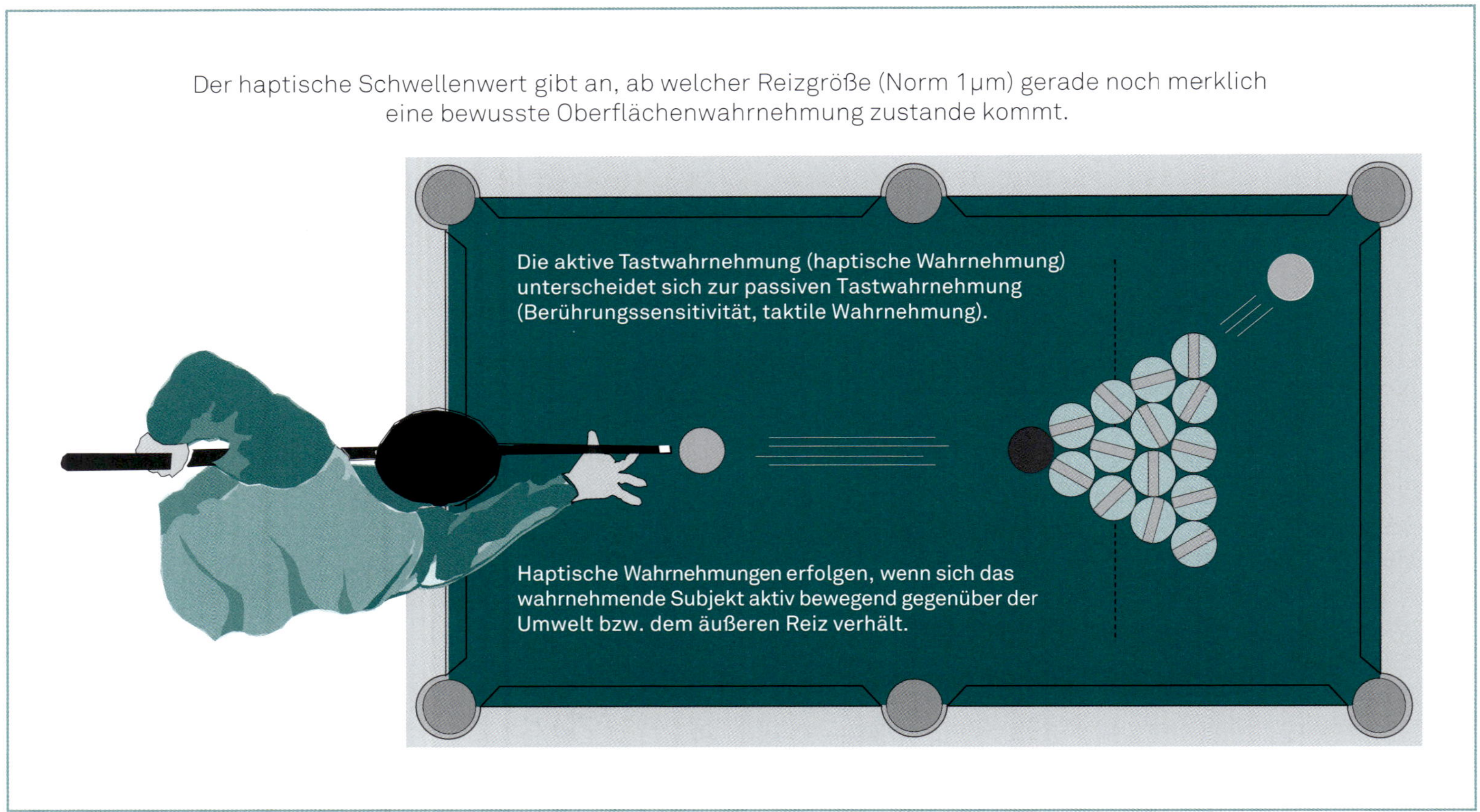

Abbildung 2-2: Palpationskompetenz

Synonym

Palpation, Fühlen, taktile Wahrnehmung, aktive Tastsinnesleistung, Exploration mit den Händen, aktive Tastwahrnehmung, palpatorische Fertigkeiten

Definition

Fähigkeit zur taktilen Wahrnehmung (aktive Tastsinnesleistung), insbesondere mit den Fingerbeeren. Das zugehörige Wissenschaftsgebiet ist die Haptik als Lehre über das Tastsinnessystem.

Prinzip

Aus den über die Tastrezeptoren, insbesondere in der Haut der Fingerkuppen für Druck, Vibration (Mechanorezeptoren) und Temperatur, vermittelten Informationen (Wahrnehmung) werden mittels praktischer und intellektueller Fertigkeiten (skills) die richtigen Einschätzungen und Folgerungen getroffen. Die Bedeutung der Praxis beim Palpieren, die außer einer Verfeinerung der Reizschwellen auch das lernende Verbessern der Motorik zum Palpieren beinhaltet, ist in Studien nachgewiesen und auch bspw. durch alltagsrelevante Praxis als „Lesen" der Blindenschrift belegt.

Greenman (1996) beschreibt fünf palpatorische Fertigkeiten zur Bewertung (SIG, S. 90) des muskuloskelettalen Systems. Dabei geht es um die Fertigkeit zum Auffinden von:

- Abnormalitäten der Gewebestruktur (Lage, Größe, Konsistenz, Elastizität, Verschieblichkeit [Faszien, S. 62], Widerstand gegen Bewegung)
- Positionsasymmetrien (zusätzlich zur visuellen Untersuchung)
- Abweichungen im Bewegungsausmaß, in der Bewegungsqualität und im „Endegefühl"
- Abweichungen der Stellung im Raum
- Verbesserungen bzw. Verschlechterungen der Befunde im Zeitverlauf.

Die provokative Palpation ist ein Vorgehen mit erhöhtem Druck zur Beurteilung tieferliegender Gewebe. Beispielsweise erfolgt die Schmerzprovokation (S. 100) durch erhöhten Druck auf eine Veränderung im Muskel zur Untersuchung der Beziehung von Schmerz zu getasteter Struktur (Triggerpunkt, S. 50).

Praxistipp

Die palpatorische Untersuchung der verschiedenen Gelenke und knöchernen Strukturen mit den darüber und in der Nähe befindlichen Faszien, Muskeln, Sehnen, Ligamenten und Nerven spielt eine zentrale Rolle bei der strukturellen und funktionellen Untersuchung in der Manuellen Therapie und Diagnostik in der Manuellen Medizin.

Die Leistungsfähigkeit der aktiven Tastwahrnehmung schwankt inter- und intraindividuell aufgrund von individueller Disposition, Übung, Alter, Berufszweig und Tätigkeit sowie Erkrankungen der Nieren, Leber, Schilddrüse etc. Zum Messen der aktiven Tastsinnesleistung (haptische Schwelle) existieren valide Haptik-Schwellentests. Ebenso gibt es Haptik-Trainings-Sets für das standardisierte Training. (Müller et al., 2022)

Palpationsperformanz bedarf der Erfahrung und Übung.

Gelenkspiel

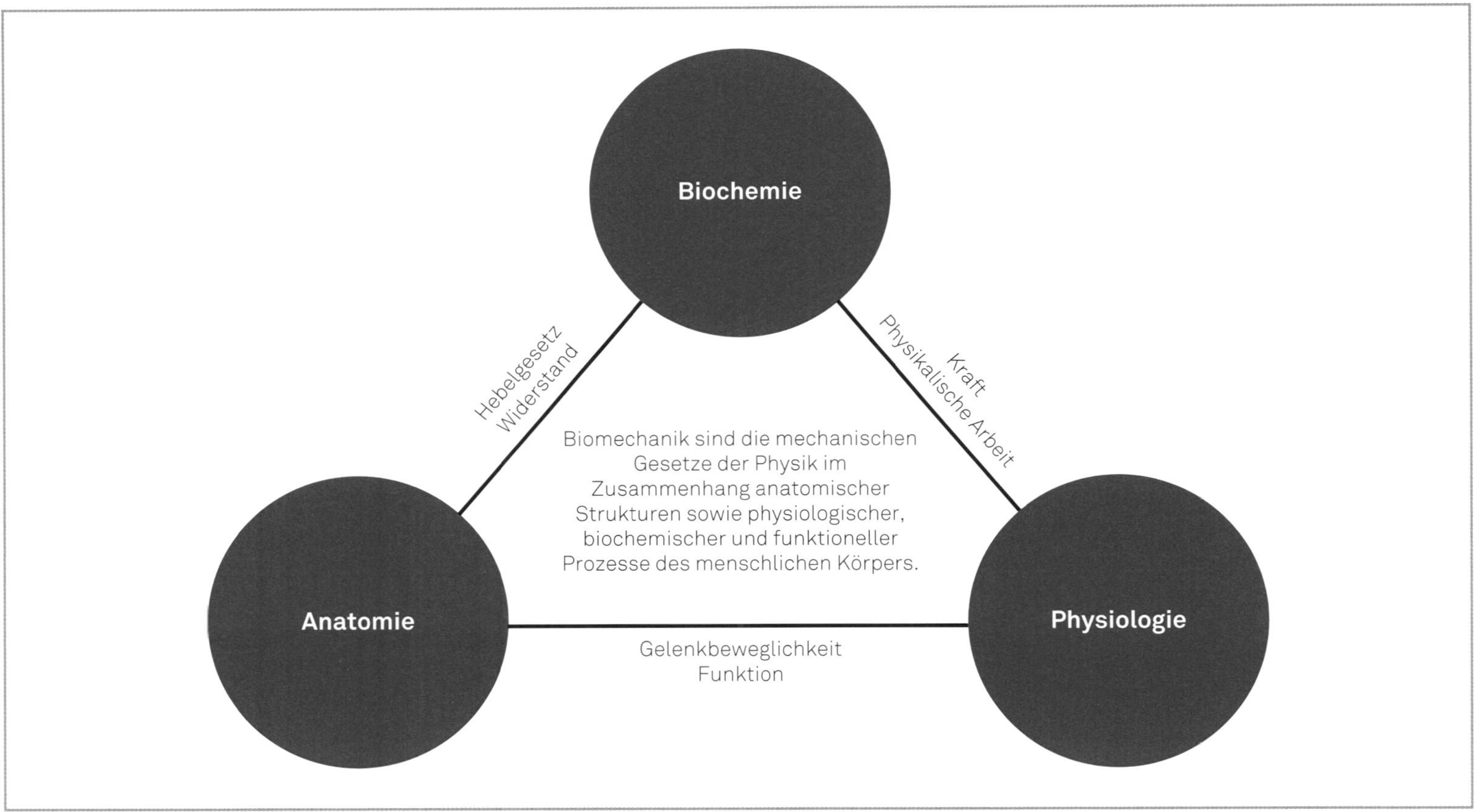

Abbildung 2-3: Gelenkspiel

Synonym

Joint play, Gelenkmobilität

Definition

Es handelt sich um Gleitvorgänge der sich berührenden Gelenkflächen während der aktiven und passiven angulären Bewegungen. Die Vorgänge sind rollen und gleiten. Passiv können sie als translatorische (geradlinige) Verschiebungen oder separierende Traktionen untersucht werden. (Winkelmann & Görgner, 2023)

Mobilität ist die Fähigkeit, bewegt zu werden. Die Fähigkeit zur aktiven Bewegung wird oft in der Medizin synonym verwendet. Tatsächlich handelt es sich dabei jedoch um die Motilität.

Prinzip

Biomechanische Erkenntnisse sind wesentlich, um für die Analyse Struktur und Funktion, die Belastung und Beanspruchung von Knochen, Muskeln, Bindegewebe und von Gelenken, Gliedmaßen sowie funktionelle Verknüpfungen (Verkettung, S. 48) zu beachten und Schlussfolgerungen für das diagnostische und therapeutische Vorgehen abzuleiten.

Wichtige mechanische Kriterien dabei sind:

- die vom Gelenkwinkel abhängigen Hebelverhältnisse der Kraftübertragung,
- das passive und aktive Bewegungsausmaß (Mobilität) der einzelnen Gelenke in unterschiedlicher Richtung (Flexion/Extension, Seitneigung, axiale Rotation),
- die Kraft, die über die Sehnen auf die Hebel der Extremitäten und der Wirbelsäule ausgeübt wird.

Praxistipp

Das Bewegungsausmaß kann aus verschiedenen Gründen eingeschränkt sein:

- Kontraktur, eingeschränkte Dehnbarkeit des Antagonisten
- Anatomische Veränderung harter oder weicher Gelenkanteile
- Schmerz bei Bewegung.

Das passive Bewegungsausmaß ist physiologisch größer als bei aktiver Bewegung. Dabei nimmt die gefühlte Spannung bis zum Anschlag zu, zum sogenannten „Endegefühl“. Die Untersuchung des passiven Gelenkspiels ist Bestandteil jedes manualtherapeutischen Untersuchungsganges. Es können Gelenkfunktionsstörungen neben reflektorischen algetischen Krankheitszeichen (S. 40) durch die Bewegungsstörung und myofasziale Spannungsveränderung (S. 99) befundet werden. Die Untersuchung des Bewegungsausmaßes erfolgt vor dem Muskelfunktionstest. Die Bewertung der Parameter wird im Seitenvergleich erhoben.

Ein Kapselmuster nach Cyriax ist eine gelenkspezifische Reihenfolge der Bewegungseinschränkung eines Gelenks durch Schrumpfung der Gelenkkapsel bei pathologischen Gelenkprozessen (s. Kap. 1).

Anamnese

Programmierte Anamnese	
Art	**Inhalt**
Fallanamnese	1. aktuelle Beschwerden 2. bisheriger Verlauf
Eigenanamnese	3. soziale Entwicklung 4. gesundheitliche Entwicklung
Familienanamnese	5. Familienanamnese

Die programmierte Anamnese sollte auch bei Zwischenuntersuchungen und der Nachsorge genutzt werden, um die Aktualität der Diagnose zu prüfen.

Allgemeine Fragen, wie zum Beispiel: „Was führt Sie zu uns?“, geben Hinweise auf:

- Krankheitsverlauf,
- Vorgeschichte der aktuellen Erkrankung,
- frühere Erkrankungen mit Bezug zum Leitsymptom.

Konkrete Fragen dienen der Differenzierung von Beschwerden.

Gegenstand	Beschreibung, Beispiele
Wo? (Lokalisation)	oberflächlich, tief, wandernd, stechend
Wie beschaffen? (Qualität)	dumpf, spitz, bohrend
Wie? (Schweregrad)	leicht, schwer, unverträglich
Wann zum ersten Mal? Bei welcher Gelegenheit? (Zeitliches Auftreten)	seit 3 Wochen bei sportlicher Betätigung
Wie verlaufend? (Verlauf)	gleich, zunehmend, wellenförmig

Tabelle 2-2: Programmierte Anamnese (Frisch, 1993)

Synonym

Krankengeschichte, Fallaufnahme

Definition

Die Befunderhebung stützt sich zunächst auf eine Anamnese (altgriechisch: anamensis = „Erinnerung“). Anamnese ist eine systematische Befragung. Mit Hilfe offener und konkreter Fragen erhält der Untersuchende Informationen über die Charakteristik (zeitlich, örtlich) aktueller Beschwerden des Patienten, dessen medizinische Vorgeschichte und die Lebensumstände.

Prinzip

Das Ziel der Anamnese besteht darin, den Patienten kennenzulernen und eine professionelle, vertrauensvolle Beziehung zu ihm aufzubauen. Dabei sollten alle Begleitfaktoren, die zur Entstehung bzw. Unterhaltung der Beschwerden beitragen und für die Therapie relevant sind, erkannt und beurteilt werden. Durch die Individualität eines jeden Patienten ist es von Vorteil, Fragen erst im Patientengespräch zu entwickeln, da niemals alle Fragen bei allen Patienten gleichermaßen sinnvoll sein können. Im Laufe des Gesprächs lässt sich abschätzen, welche Informationen erforderlich sind.

Praxistipp

In der Manuellen Therapie sind Fragen nach den Bedingungen, d.h. Haltung, Lage, Belastung, unter denen die Beschwerden ausgedrückt als Schmerzen und/oder Funktionseinschränkungen bestehen oder zunehmen, von besonderer Bedeutung. Daher spielt die ICF (S. 72) eine zentrale Rolle im Kontext der Befunderhebung, Diagnosestellung, Therapieplanung und -durchführung sowie der Wirksamkeitskontrolle (Assessment, S. 168).

Mobility – Irritation – Provocation (MIP)

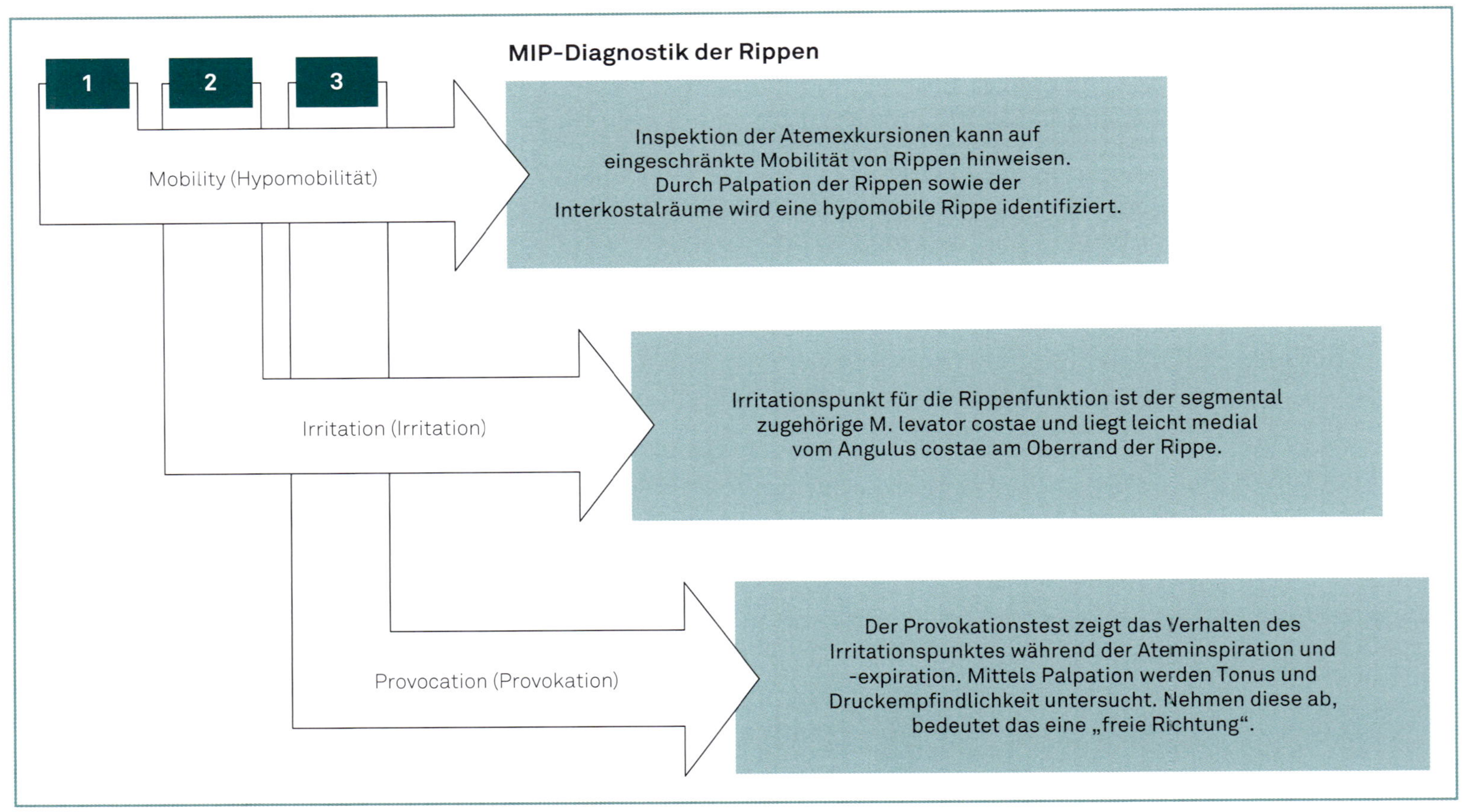

Abbildung 2-4: Mobility – Irritation – Provocation (MIP)

Synonym

Mobilität, Irritation, Provokation, Segmentale Funktionsanalyse, Segmentale nozizeptive Funktionsanalyse

Definition

Die manualmedizinischen und manualtherapeutischen Schulen (s. Kap 1, Konzepte) weisen Unterschiede in der Befunderhebung und Therapie auf. Dennoch folgen sie in den Grundsätzen bei der segmentalen (Segment, S. 58) Diagnostik auf europäischer Ebene der European Scientific Society of Manual Medicine (ESSOMM). Der gemeinsame Konsens geht im Detail überwiegend auf das Konzept von Sell und Bischoff/Moll (Bischoff et al., 2023) zurück. Diese Grundsätze sind als sogenannte MIP-Diagnostik bekannt, standardisiert, reliabel und beinhalten Mobility, Irritation und Provocation.

Prinzip

Die bei der manualtherapeutischen Untersuchung erhobenen Einzelbefunde (z. B. endgradige Einschränkungen der Beweglichkeit [S. 88], Veränderungen im Gelenkspiel [S. 78], hartes Endegefühl [S. 78], veränderte Spannung und verminderte Verschieblichkeit der Gewebe [S. 62], druckschmerzhafte Punkte [S. 50]) erhalten nur durch die ganzheitliche Betrachtung Gewicht für die Diagnosestellung (s. Kap. 3). Die dreiteilige Befundkonstellation dient zur Evaluation von:

- einer segmentalen Hypomobilität (Mobility) mit
- einer Tonuserhöhung der segmental zugeordneten Muskulatur (Irritation) mit
- einem typischen Verhalten dieser segmental zugeordneten Muskulatur bei passiver Bewegung im betroffenen Segment (Provocation).

Praxistipp

Gesucht wird nach der Befundtrias: segmentale Hypomobilität, Irritation und Provokation.

Die palpatorisch erhobenen Befunde haben kein Korrelat in einer Bildgebung (apparative Diagnostik), da die Ursache in den neurophysiologischen Zusammenhängen (segmentale Konvergenz, sensomotorischer Regelkreis und motorische Reflexantwort s. Kap. 1) liegt.

Der Schutzreflexmechanismus führt zur gut palpierbaren, segmentalen Aktivierung der autochthonen Muskulatur und damit ebenfalls gut palpierbaren Einschränkung der Beweglichkeit des betroffenen Segments (segmentale Hypomobilität). In der Muskulatur lassen sich druckschmerzhafte Punkte mit erhöhtem Muskeltonus (Irritationspunkte) palpieren. Bewegt die Physiotherapeutin das betroffene Segment passiv (Provokation), ist eine Bewegungsrichtung frei. In der Manuellen Therapie sogenannte freie Richtung aufgrund von Schmerz- und/oder Tonusreduktion am Irritationspunkt. Andererseits ist die Gegenrichtung aufgrund von Tonus- und/oder Schmerzzunahme am Irritationspunkt gesperrt (sogenannte gesperrte Richtung).

Bregma-Test

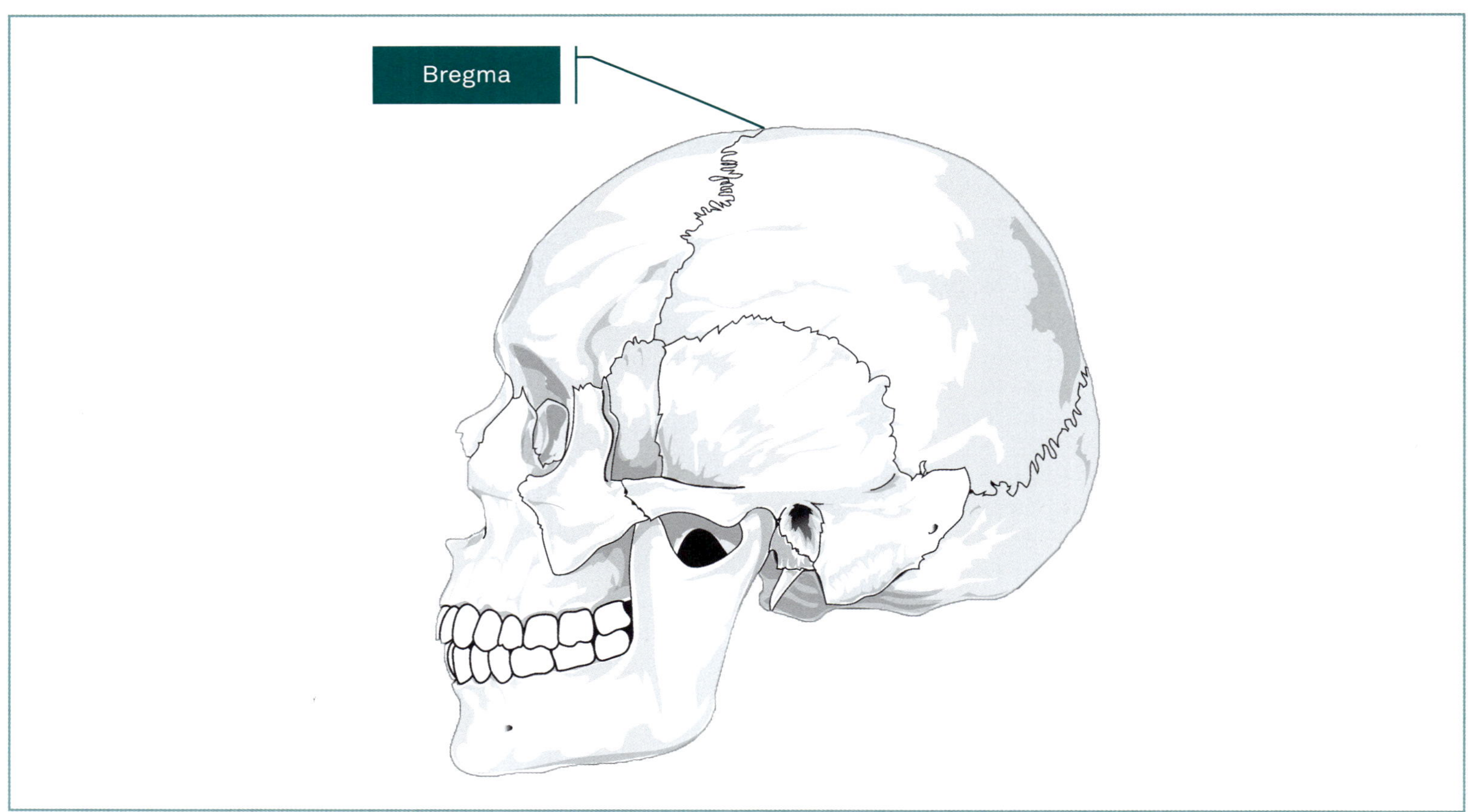

Abbildung 2-5: Bregma-Test

Synonym

Bregmatest, BT

Definition

Der Bregma-Test ist eine orientierende Untersuchung allgemeiner sensomotorischer Fähigkeiten beim aktiven Versuch einer Haltungskorrektur, die über den Kopf und den Thorax initiiert wird. Bregma ist die oberflächliche anatomische Landmarke am Schädeldach an der Kreuzung zwischen der Sutura coronalis und Sutura sagittalis. Der Test befindet sich noch in der Prüfung der Testgütekriterien (Winkelmann & Görgner, 2023).

Prinzip

Das tiefe stabilisierende System der Wirbelsäule (autochthone Muskulatur) arbeitet der Schwerkraft entgegen. Dabei erfüllt es auch stabilisierende Aufgaben im Rahmen der Haltungs- und Bewegungsstereotypen (S. 64). Insofern ist das aufrechte Stehen nicht lediglich eine statische Aufgabe, sondern ein dynamischer Prozess des ständigen, verhindernden Umfallens (Gleichgewicht). Der Patient wird aufgefordert, eine Haltungskorrektur auszuführen. Der/die Untersuchende kontrolliert die physiologische Bewegungsdurchführung.

Durchführung: Die untersuchende Person steht 45 Grad seitlich vor dem Patienten, um sowohl die Gesichtszüge als auch das Profil des Patienten wahrnehmen zu können. Dabei steht er so weit vom Patienten entfernt, dass es ihm möglich ist, das Bregma mit seinem Arm zu erreichen. Dann fazilitiert er mittels leichtem Kratzen/Streichen diese Struktur und fordert den Patienten auf: „Bitte diesen Punkt zur Zimmerdecke bewegen, ohne die Fersen vom Boden abzuheben."

Auswertung: Der/die Untersuchende beobachtet, ob das Bregma wirklich korrekt vertikalisiert wird (primäre Aufgabenerfüllung) oder ob der Kopf inkliniert oder rekliniert wird. Letztere Varianten gelten als pathologisch. Die korrekte Bregma-Vertikalisierung ergibt den Grad I, inklinierte oder reklinierte Kopfbewegungen werden als Grad II bezeichnet. Somit wird bestimmt, ob die Ausführung korrekt war. Weiterhin beobachtet der/die Untersuchende, ob es zusätzliche Bewegungen (Parakinesen) im orofazialen, thorakalen oder in der Schulterregion gegeben hat.

Praxistipp

Der Test kann sehr einfach zu Verlaufskontrollen (Nachsorge, S. 160) dienen und hilft den Zeitpunkt zu bestimmen, wann sensomotorisch anspruchsvollere Übungen (MTT, S. 146, Selbstübung, S. 152) eingebaut werden können. In der täglichen Routine scheint der Test einfach und schnell in der Durchführung.

Regional orientierende und gezielte Befunderhebung

Ausgangsstellung	Untersuchungsziel	Untersuchungsform
Stand	Becken	Palpation der Beckenpunkte und Spannungsphänomene
	Lendenwirbelsäule	Orientierende Bewegungsfunktion
Sitz	Brustwirbelsäule/Thorakolumbaler/ Zervikothorakaler Übergang	Orientierende Bewegungsfunktion
	Rippen	Orientierende Bewegungsfunktion
	Halswirbelsäule/Kopfgelenke	Oientierende Bewegungsfunktion
	Kiefergelenke	Orientierende Bewegungsfunktion
Rückenlage	Spannungsmuster	Schädeldachpalpation/kraniofazial orientierend/ Test der Sutura sphenopalatina
	Atmung/Ventilation	Inspektion Bewegungsmuster Ventilationsstereotype
Bauchlage	Beckenboden	Palpation
	Brustwirbelsäule/Thorax	Bewegungsfunktion während der Ventilation
Ergänzungsuntersuchungen		
Stereotype	Inspektion motorisch-dynamischer Bewegungsmuster	
Verkettung	Testung der Verkettung von Spannungszeichen im Rahmen der orientierenden Untersuchung	

Tabelle 2-3: Regional orientierende und gezielte Befunderhebung

Synonym

Regional orientierende Untersuchung und gezielte Untersuchung

Definition

Bei der regional orientierenden und gezielten Untersuchung handelt es sich um eine mehrschrittige Folge manueller Untersuchungstechniken im Rahmen der Manuellen Therapie mit dem Ziel einer Arbeitshypothese.

Prinzip

Sie schließt sich an die global orientierende Untersuchung an und umfasst die:

- Prüfung der aktiven und passiven Funktionsbewegung
- Palpation der Spannungszeichen (S. 47)
- Schmerzprovokation durch isometrische Tests (Druck, Bewegung) (S. 100).

Schmerz bei isometrischer Anspannung ist ein ernst zu nehmendes Warnzeichen für beispielsweise strukturelle Schäden. Zusammen mit den Hinweisen aus der Anamnese, orientierenden globalen und regionalen Untersuchungen weisen diese auf mögliche Kontraindikationen (S. 120) oder aber auf Strukturen hin, die weiter diagnostiziert werden sollten.

Schmerzprovokationstests sind ein wesentlicher Teil der Untersuchung, deren Ergebnis dokumentiert werden muss (S. 176).

Praxistipp

Wertung der Befunde (S. 18): Auffällige Befunde sind Anlass für eine gezielte segmentale Untersuchung der Wirbelsäule und/oder die gezielte Untersuchung einzelner Extremitätengelenke, der Muskulatur und der Faszien (S. 62). Der Arzt/die Ärztin oder der Physiotherapeut/die Physiotherapeutin sind gefordert, die einzelnen Befunde in einen Zusammenhang zu bringen.

Gelenkmobilität

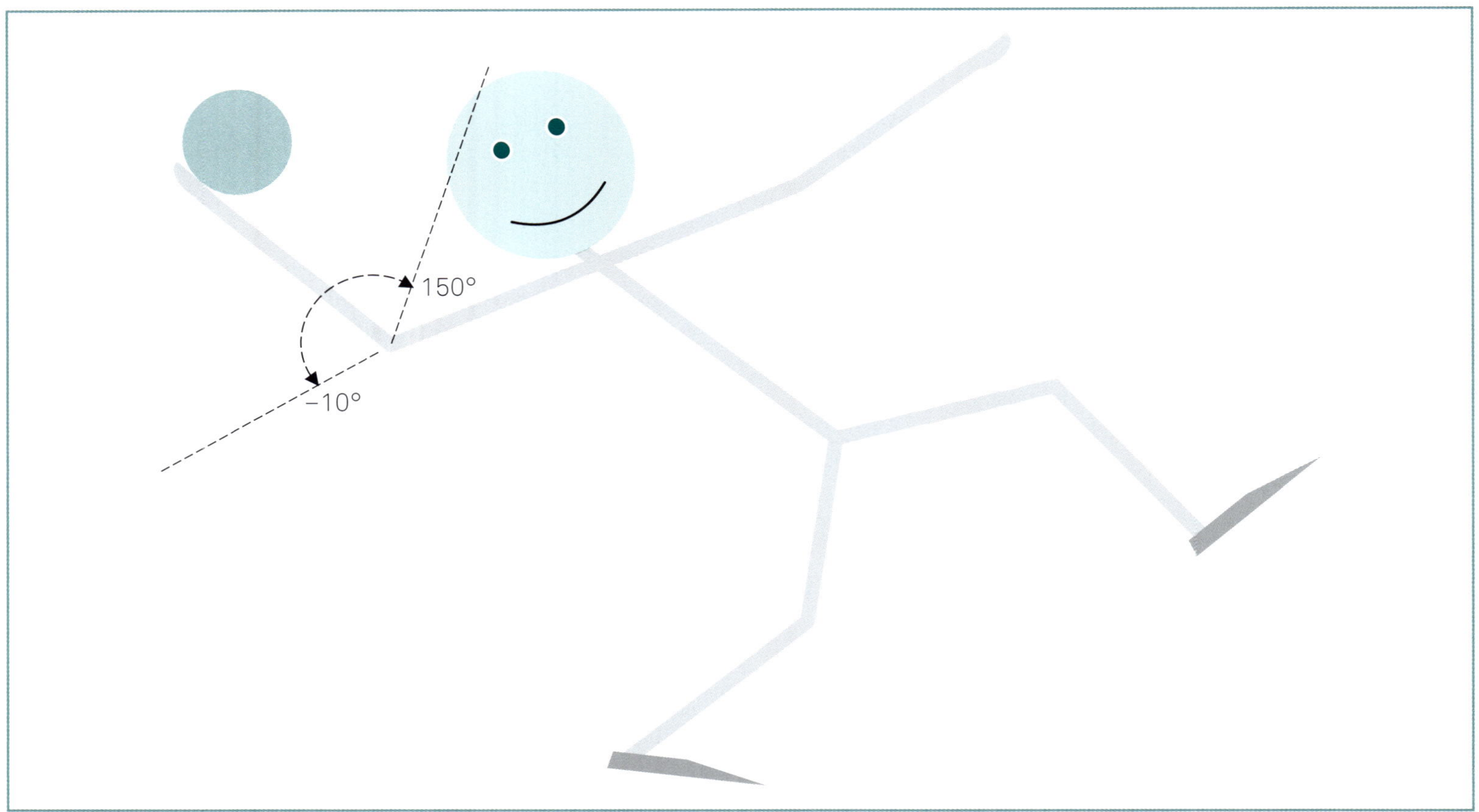

Abbildung 2-6: Gelenkmobilität

Synonym

Flexibilität

Definition

Eigenschaft eines oder mehrerer Gelenke, sich im gesamten Bewegungsbereich frei zu bewegen. Das Bewegungsausmaß eines Gelenks wird in Winkelgraden um eine bestimmte Achse (Richtung) aus der Neutralstellung (Ausgangslage = neutrale Position = „0“) erhoben:

- Mit der *Hypermobilität* (synonym: Hyperflexibilität) als erhöhte aktive od. passive Beweglichkeit in Gelenken über die Norm hinaus.
  - Ursache ist meist eine Bindegewebsschwäche. Es besteht ein erhöhtes Risiko zu Subluxationen bzw. zur Luxation.
  - Eine erhöhte Mobilität (sogenannte essenzielle Hypermobilität) kommt bei Mädchen häufiger (und bei ca. 15 Prozent der Frauen) als bei Jungen vor. Die Beweglichkeit nimmt bei allen Geschlechtern im Alter ab.
- Mit der *Hypomobilität* als eingeschränkte Beweglichkeit durch strukturelle und/oder funktionelle Veränderungen an den Gelenken oder im Weichteilmantel (reversible segmentale Hypomobilität, S. 59).

Prinzip

Man unterscheidet:

- *Konstitutionelle (generalisierte) Hypermobilität*: erhöhte Beweglichkeit bei orientierenden Bewegungstests in nahezu allen Körperregionen, im Normvergleich.
- *Lokale Hypermobilität*: im Seitenvergleich oder im Reihenfolgevergleich erkennbar vergrößerte Beweglichkeit einer oder mehrerer Richtungen in einem Gelenk oder Bewegungssegment.
- *Kompensatorische Hypermobilität*: z. B. eines Bewegungssegments der Wirbelsäule im Anschluss an ein operativ versteiftes Segment oder einer segmentalen Hypomobilität.
- *Leistungsbedingte Hypermobilität*: z. B. bei Akrobatinnen, Tänzerinnen oder Musikerinnen.

Praxistipp

Für die Manuelle Therapie ist die lokale Hypermobilität relevant. Sie kann auf eine Funktionsstörung (S. 59) hinweisen, da sie oft mit Muskelverkürzungen oder -abschwächungen zusammenhängt.

Hypermobilität kann nicht ursächlich behoben werden. Sie ist i. d. R. erblich veranlagt. Bei Krankheitswert (also Beschwerden), spricht man von Hypermobilitätssyndrom.

Die Übergänge von normaler und gesteigerter Beweglichkeit sind fließend. Beim Vergleich mit Normwerten sind Alter, Geschlecht und leistungsabhängige Spezialisierung (z. B. Sportart) zu beachten.

Hypomobilität – Beispiel Sakroiliakalgelenk (SIG)

Selbstübung „Katzenbuckel und Pferderücken" nach Anleitung zum Lösen einer SIG-Blockade

Ausgangsstellung ist der Vierfüßlerstand.

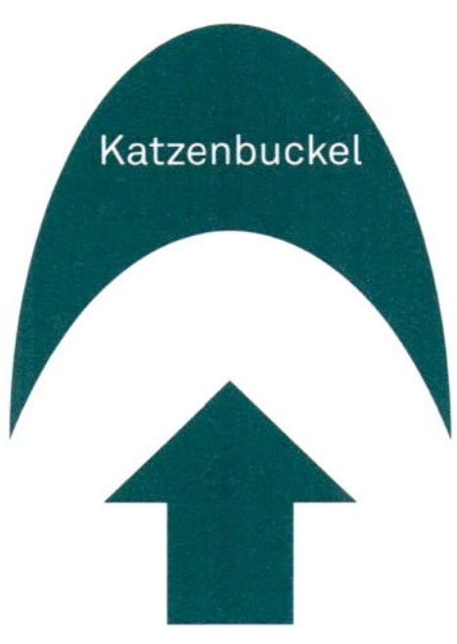

Machen Sie Ihren Rücken so rund als möglich. Drücken Sie dazu Ihren Rücken so weit als möglich nach oben. Der Bauch entfernt sich vom Boden. Damit es noch besser geht, ziehen Sie Ihr Kinn Richtung Brustbein. Halten Sie diese Position fünf Atemzüge und kehren Sie langsam in die Ausgangsposition zurück.

Gehen Sie nun so tief es Ihnen möglich ist ins Hohlkreuz. Der Bauch nähert sich dem Boden an. Der Blick ist nach vorn (nicht unten) gerichtet. Halten Sie diese Position fünf Atemzüge und kehren Sie langsam in die Ausgangsposition zurück. Fahren Sie mit dem ersten Schritt fort und wiederholen Sie die Übung fünfmal täglich.

Abbildung 2-7: Hypomobilität – Beispiel Sakroiliakalgelenk

Synonym

Federungsuntersuchung des Sakroiliakalgelenks in Bauchlage, Gegennutation, Kreuzgriff

Definition

Untersuchungstechnik als Teil des Untersuchungsganges bei Schmerzen im Sakroiliakalgelenk (SIG, früher falsch ISG).

Prinzip

Das Prinzip wird am Beispiel bei Schmerzen im rechten SIG und der exakten Beschreibung der Untersuchungsdurchführung verdeutlicht.

Ausgangsstellung des Patienten: Maximal entspannt in Bauchlage am linken Liegenrand. Die Füße sind hierzu unterlagert oder reichen über den unteren Liegenrand. Der Kopf liegt mit unterlagerter Stirn auf oder ist nach rechts oder links gedreht, eventuell mit abstützender Unterlagerung des Hinterhauptes. Die Kopfposition ist für Zwischen- und Nachuntersuchungsgänge zu dokumentieren.

Ausgangsstellung des Therapeuten: Steht auf der linken Seite und im rechten Winkel zum Patienten auf Höhe dessen Beckens. Linke Handwurzel der bezogen auf den Patienten von „kranial" kommenden Hand nimmt Kontakt an Kreuzbeinspitze, Finger weisen nach kaudal. Der Daumen der von „kaudal" kommenden rechten Hand liegt am rechten Gelenkspalt, Finger weisen nach kranial. Die Hände werden an beiden Kontaktpunkten weich aufgesetzt. Die Kontaktpunkte werden gehalten als seien sie angesaugt, kein Druck. Die Ellenbogen sind gestreckt, Unterarme leicht gekreuzt. Die Schulter-Nackenmuskulatur, insbesondere der obere Trapeziusmuskel, ist entspannt.

Ausführung: Leichter Federungsdruck mit linkem Arm aus der Schulter auf Kontaktpunkt an der Kreuzbeinspitze. Dabei entsteht kleine Federungsbewegung zwischen Sakrum und Ilium in Gegennutationsrichtung von Sakrumspitze ausgehend. Die Druckeinwirkung wird wieder zurückgenommen und, falls erforderlich, wiederholt. Diese Bewegung wird propriozeptiv zwischen beiden Händen wahrgenommen. Für erforderlichen Seitenvergleichsbefund wird aus gleicher Ausgangsstellung das gegenseitige Gelenk untersucht, indem lediglich der rechte Daumen (kraniale Hand) an den linken Gelenkspalt wechselt.

Bewertung

- Physiologisch: weich-elastische Spannungszunahme, weicher Endfederungsdruck.
- Pathologischer Befund (hypomobil, S. 88): vermindert elastische Spannungszunahme, fehlende Federung.
- Bei geringer Funktionsstörung ist die Federung zwar nicht aufgehoben, aber im Seitenvergleich zeigt sich ein größerer Widerstand.

Praxistipp

Die Grifftechnik gelingt meist mit der radialen Handwurzel (Os scaphoideum) besser, ist aber auch mit ulnarer Kante (Os pisiforme) möglich.

Hypermobilität – Beispiel allgemeine Hypermobilität

Dokumentationsschema – Hypermobilitätsgrad Hand				
Mobilitätsgrad		**Stufe A** **hypomobil** **bis Normfall**	**Stufe B** **leicht** **hypermobil**	**Stufe C** **stark** **hypermobil**
Hand, PIP-Joint Überstreckung	rechts/links	< 0°	0°–10°	> 10°
Hand, MCP-Joint Überstreckung	rechts/links	< 45°	45°–60°	> 60°
Hand, dorsales Zusammendrücken der Mittelhand	rechts/links	kaum	mäßig	erheblich

Tabelle 2-4: Hypermobilität – Beispiel allgemeine Hypermobilität

Synonym

Tests zur Beurteilung einer konstitutionellen und/oder segmentalen Hypermobilität

Definition

Anwendung von Tests (Untersuchungen), um den Patienten hinsichtlich einer bestimmten Region oder insgesamt auf Hypermobilität zu untersuchen.

Prinzip

Die diagnostische Erfassung der Hypermobilität setzt voraus, dass die durchschnittlich „normale" Beweglichkeit für alle Gelenke und Wirbelsäulenabschnitte annähernd definiert ist. Hierzu liegen Tabellen aus vorausgegangenen Studien vor. Prinzipiell werden für die Testsituationen drei Stufen der Beweglichkeit A, B, C unterschieden. Jeder Stufe ist ein Winkelbereich zugeordnet.

- Stufe A: liegt unterhalb des Winkelgrenzwertes.
- Stufe B: gilt für junge Männer und Frauen aller Altersgruppen als Durchschnittsverhalten.
- Stufe C: entspricht hypermobilem Bewegungsverhalten (in jedem Lebensalter überdurchschnittliches Bewegungsverhalten).

Darüber hinaus liegen Tests vor, die anhand einer Punktelegende ausgewertet werden, wie der Test auf allgemeine Hypermobilität:

- Handflächen können bei gestreckten Knien auf den Boden aufgelegt werden (1 Punkt).
- Überstreckbarkeit der Ellbogen um mehr als 10 Grad (1 Punkt pro Arm).
- Daumen berührt den Unterarm (1 Punkt pro Hand).
- Überstreckung des Grundgelenks des kleinen Fingers auf 90 Grad (1 Punkt pro Hand).
- Überstreckbarkeit der Kniegelenke um mehr als 10 Grad (1 Punkt pro Bein).

Bewertung
0–2 Punkte = nicht hypermobil,
3–4 Punkte = moderat hypermobil,
5 Punkte oder mehr = generalisierte Hypermobilität

Praxistipp

Es ist notwendig, mit großer individueller Variabilität in den Alters- und Geschlechtergruppen zu rechnen. Was beim Mann als hypermobil beurteilt wird, kann bei einem Kind oder einer Frau völlig normal bewertet werden.

Atmung

Dokumentation des Tests: Stereotype Ventilation

Patient:in in Rückenlage mit unterlagerten Kniegelenken.
Therapeut:in beobachtet mindestens drei Atemzüge und vergleicht die Thorax- und Bauchwandexkursionen zur Einordnung

Patient:in Geburtsdatum oder Barcode

Stereotype Nummer	Bezeichnung	Beschreibung	Befunddatum
1	Reine Abdominal- (und Flanken-) atmung	Große Atemexkursion der Bauchwand ohne Sternumbewegung	
2	Vorwiegend Abdominalatmung	Große Exkursion der Bauchwand, leichte Sternumbewegung nach ventrokranial	
3	Gleichstarke Abdominal- und Thorakalatmung	Mittlere Exkursion von Bauchwand und Sternum (ventrokranial)	
4	Vorwiegend Thorakalatmung	Leichte Exkursion von Bauchwand und große Thoraxexkursion nach ventrokranial	dd.mm.yyyy
5	Reine thorakale Hochatmung	Fehlende oder paradoxe Bauchwandbewegung, große ventrokraniale oder rein kranial gerichtete Sternumbewegung	

Dies bietet eine Vergleichbarkeit mit der Ventilation im Sitzen, Stehen und nach Belastung.
Weitere Ausgangsstellungen zur Inspektion

- Sitzen und Stehen: dorsal, ventral, lateral, (kranial),
- Bauchlage: kranial, kaudal, lateral.

Tabelle 2-5: Atmung

Synonym

Ventilation, Atmungsfunktion, z. T. auch falsch: Atemfunktion

Definition

Die Ventilation ist die äußerlich sichtbare Körperbewegung zum Gasaustausch in der Lunge (Lungenfunktion). Sie erfolgt durch die Tätigkeit des Zwerchfells und der Zwischenrippenmuskulatur. Die Zwerchfellkontraktion und die Kontraktion der Rippenheber saugt gegen den Widerstand der Atemwege, der Elastizität von Lunge und Thorax Luft in die Lunge, die bei ruhiger Ausatmung bei nachlassender Zwerchfellaktivität wieder austritt.

Die Atmung besteht aus:

- Abdominalatmung
- Flankenatmung
- Thoraxerweiterung nach vorn und hinten.

Prinzip

Mit zunehmender Atemtiefe nimmt die thorakale Ventilationskomponente zu. Atemfrequenz und Atemtiefe werden über das innere Milieu (Sauerstoffsättigung, pH-Wert) gesteuert und durch körperliche Belastung und psychische Faktoren beeinflusst. Ursachen für Ventilationsstörungen sind z. B. gestörte motorische Steuerung und innere Erkrankungen.

Eine der häufigsten Störungen ist die thorakale Hochatmung (= inspiratorische Kranialbewegung des Thorax). Die damit verbundene Ventilationsstörung belastet die Halswirbelsäule und kann schmerzhafte Funktionsstörungen (S. 56) hervorrufen. Aufgrund der unökonomischen, motorischen Steuerung der Atmung können Ventilationsstörungen als fehlerhafte Stereotypen (S. 67) befundet werden.

Praxistipp

Im Rahmen der gezielten Atmungstherapie werden die Prinzipien genutzt. Das Ziel der Behandlung ist die überwiegende Abdominalatmung auch unter Belastungsbedingungen. Der Atemrhythmus ist mit typischen begleitenden Änderungen der Muskelspannungen in der Skelettmuskulatur verbunden. Die Blickwendung nach oben ist mit der Einatmung, die nach unten mit der Ausatmung gekoppelt.

Die funktionsgestörte Muskulatur wird korrigiert. Entspannende Lagerungen, Angstminderung und Spannungsänderung können sich günstig auf die Ventilationsstörung auswirken.

Inspektion der Ventilation im Liegen und Sitzen führt zu diagnostischen Rückschlüssen in Bezug auf die Lungenfunktion und das Bewegungssystem. Provokations- und Entspannungstests geben diagnostische und therapeutische Hinweise.

Stereotype – Beispiel Extension des Hüftgelenks

Stereotype der Hüftextension –
Zeitlicher Ablauf der Aktivierung der Muskeln beim Abheben des gestreckten Beins aus der Bauchlage

Physiologisch	Gestört	Pathologisch
1. ipsilateraler M. gluteus maximus oder ipsilaterale Mm. ischiocrurales 2. ipsilaterale Mm. ischiocrurales oder ipsilateraler M. gluteus maximus 3. kontralaterale lumbale Rückenextensoren 4. ipsilaterale lumbale Rückenextensoren 5. kontralaterale thorakolumbale Rückenextensoren 6. ipsilaterale thorakolumbale Rückenextensoren	Beginnend mit lumbalen Rückenextensoren	Beginnend mit thorakolumbalen Rückenextensoren

Abbildung 2-8: Stereotype – Beispiel Extension des Hüftgelenks

Synonym

Reihenfolge der Muskelaktivierung bei der Hüftextension, Hyperextension des Hüftgelenks

Definition

Die Extension des Hüftgelenks bzw. die Hyperextension der Hüfte (gemeint ist eine Überstreckung von mindestens 10 bis 15 Grad) ist die Voraussetzung für den physiologischen Ablauf der der Standbeinphase. Ist die Ausführung dieser Stereotype (S. 67) ideal, läuft die Bewegung hauptsächlich im Hüftgelenk ab. Dabei wird das Becken nur gering nach vorn gekippt. Dementsprechend wird der Lendenwirbelsäulenbereich nur minimal belastet. Je stärker der Bewegungsablauf vom Ideal abweicht, desto mehr ist die Hüftextension mit verstärkter Beckenkippung respektive verstärkter lumbosakraler Belastung assoziiert.

Prinzip

Ausgangsstellung des Patienten: Der Patient befindet sich in Bauchlage. Die Vorfüße hängen über dem Liegenrand, um die Mittelstellung des Beines zu ermöglichen und eine passive Rotation zu vermeiden. Der Kopf kann bequem rotiert werden, ggf. wird das seitliche Hinterhaupt unterlagert. Die Kopfrotation beeinflusst den Bewegungsablauf nicht oder nur unwesentlich.

Ausgangsstellung des Therapeuten: Der Therapeut steht so in Beckenhöhe des Patienten, dass er den Bewegungsablauf optimal beobachten kann.

Ausführung: Der Patient hebt nach Auftrag durch den Therapeuten das gestreckte Bein langsam hoch. Die Bewegung wird beendet, sobald das Vorkippen des Beckens beginnt. Während der Bewegung kommt es zur muskulären Aktivierung. Bei dieser Untersuchung der Hüftextension interessieren hauptsächlich die ischiokruralen Muskeln, der M. gluteus maximus, die kontralateralen und ipsilateralen lumbalen Rückenstrecker sowie die kontralateralen und ipsilateralen thorakolumbalen Rückenstrecker.

Bewertung: Zur Bewertung wird die Reihenfolge, in der die Muskeln aktiviert werden, bestimmt. Als ideale Stereotype gilt folgende Reihenfolge

- Ischiokrurale Muskeln
- M. gluteus maximus
- Kontralateraler lumbaler Rückenstrecker
- Ipsilateraler lumbaler Rückenstrecker
- Kontralateraler thorakolumbaler Rückenstrecker
- Ipsilateraler thorakolumbaler Rückenstrecker.

Praxistipp

Je nach Alter des Patienten, in Abhängigkeit von der Verkürzung der Hüftbeugemuskulatur oder von degenerativen Veränderungen im Hüftgelenk, schwankt das Bewegungsausmaß um 10 Grad Hyperextension.

Myofaszialer Spannungstest

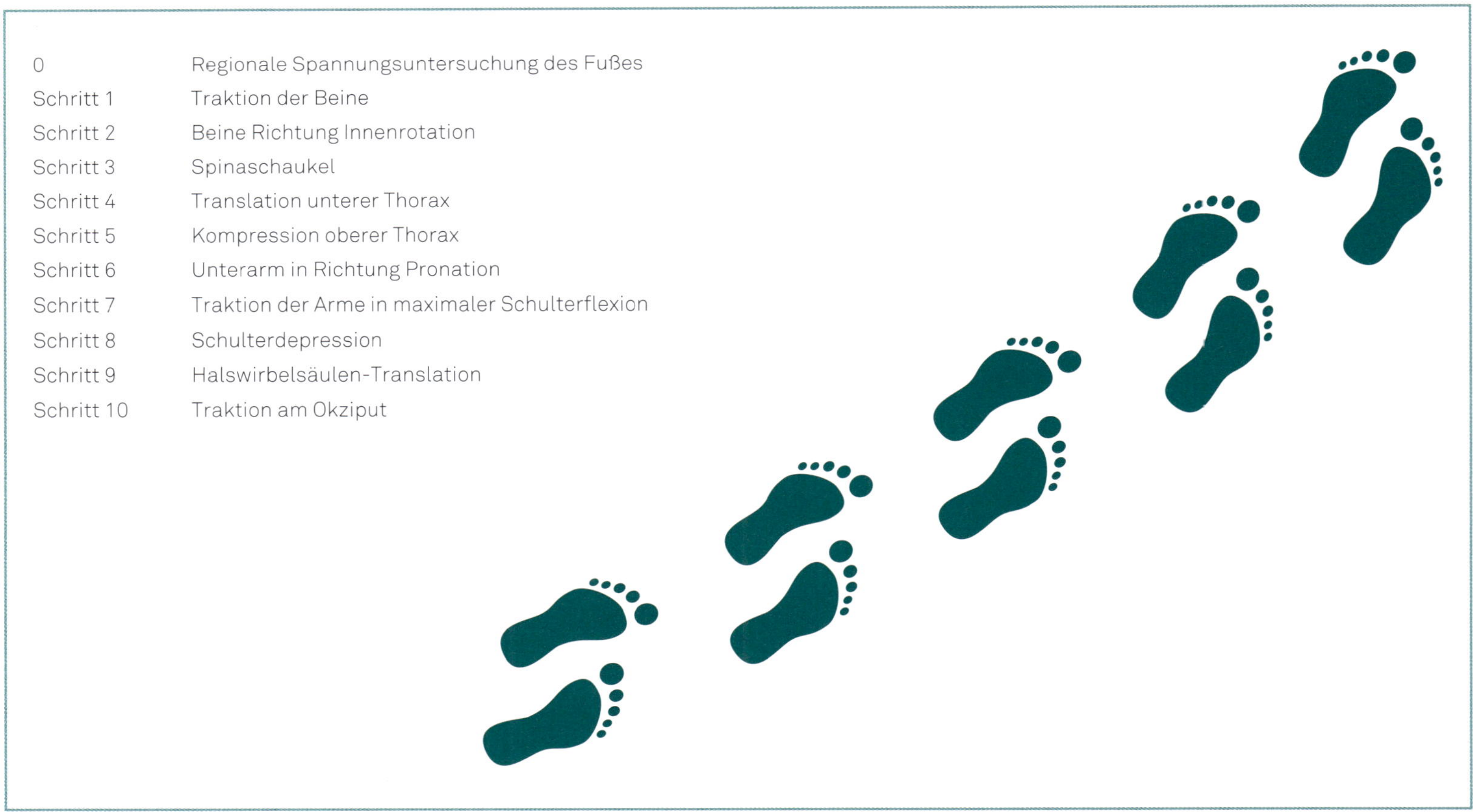

Abbildung 2-9: Myofaszialer Spannungstest

Synonym

Ten Steps, myofasziale Untersuchung, Spannungsprüfung, 10 Schritte, Zehnertest als standardisiertes Screeningverfahren zur Diagnostik und Verlaufskontrolle, 10-Schritte-Test

Definition

In zehn Untersuchungsschritten werden alle Körperregionen einschließlich der Extremitäten untersucht. So erhält man wesentliche Hinweise auf die Gewebespannung und Mobilitätsverhältnisse. Dies betrifft einerseits die untersuchte Region und andererseits die globale Organisation der Spannungsverhältnisse im Gesamtkörpersystem. Die Auswahl der 10 Schritte basiert auf dem ständigen Erfahrungsaustausch innerhalb der nationalen wissenschaftlichen Gesellschaften für Manuelle Medizin.

Prinzip

Die Tests erfolgen in Rückenlage des Patienten:

1. Neutral-O-Stellung im Kniegelenk, Füße im Überhang, dadurch Minimierung der dynamischen und posturalen Aktivität.
2. Der Fokus dieser Untersuchung liegt in der palpatorischen Erfassung (Palpation, S. 76, Winkelmann & Görgner, 2023) der Anfangsspannung.
3. Damit unterscheidet sich diese Palpationsuntersuchung von anderen manualtherapeutischen Untersuchungen, bei denen die Endespannung von Interesse ist.
4. Es werden die asymmetrischen Befunde dokumentiert.
5. Untersucht wird mit physiologisch kleinen passiven Bewegungen von kaudal nach kranial in nachfolgenden zehn Schritten.
6. Um die Ruhespannung im Körper exakt zu erfassen, wird bewusst auf eine passive Lagerung mittels Unterlagerungsmaterialien verzichtet. Eine Ausnahme dieser Regel stellt z. B. die fixierte Brustkyphose durch Unterlagerung der Halswirbelsäulen-Lordose dar.

Praxistipp

Im Praxisalltag beginnt die Untersuchung beim 10-Schritte-Test meist mit der regionalen Spannungsuntersuchung des Fußes. Hintergrund ist die Häufigkeit von Fußstörungen als Ursache komplexer myofaszialer Verkettungsmuster. Es handelt sich dabei um Schritt 0, so dass die historisch gewachsene Zählung erhalten bleibt.

Schmerzprovokation

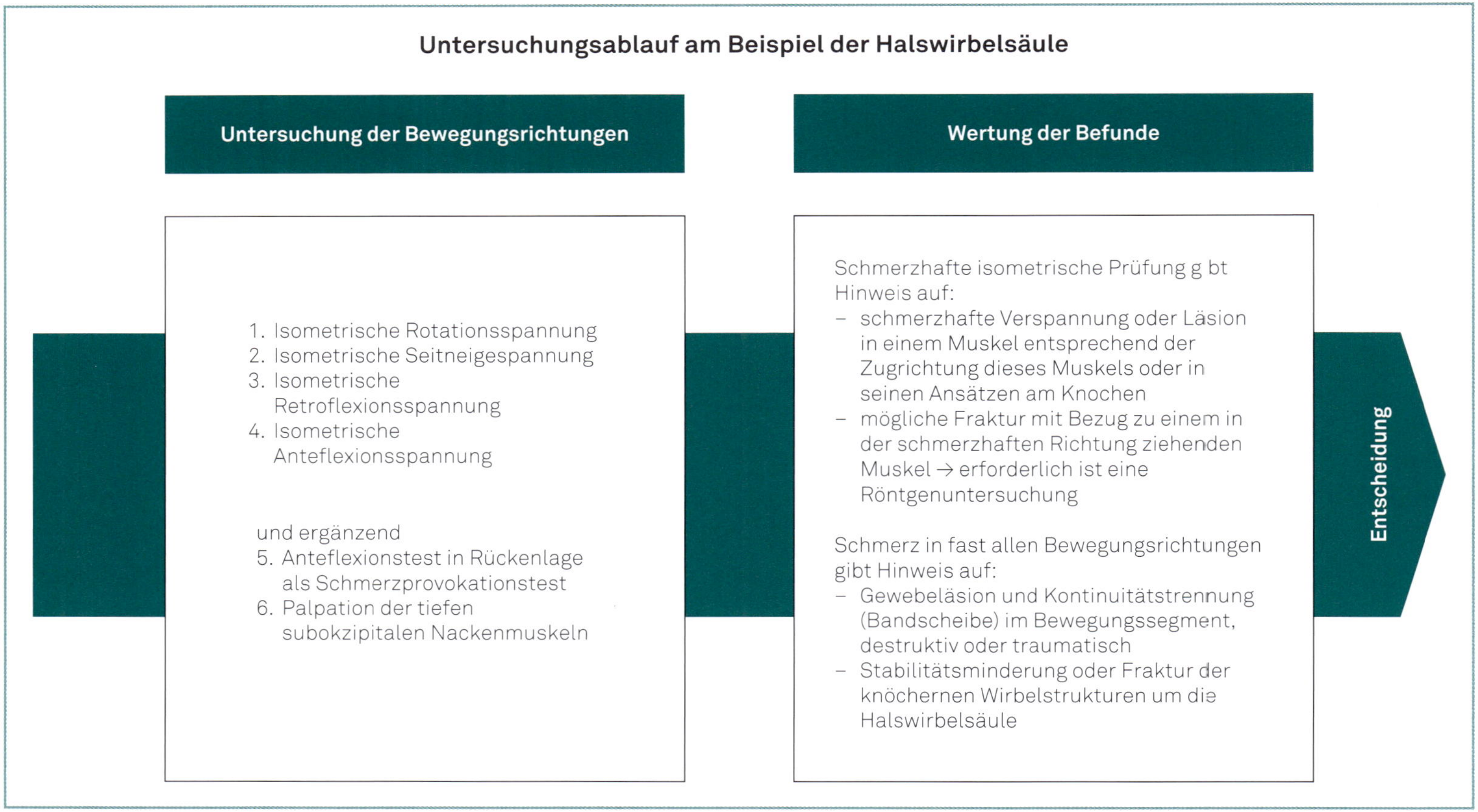

Untersuchungsablauf am Beispiel der Halswirbelsäule

Untersuchung der Bewegungsrichtungen

1. Isometrische Rotationsspannung
2. Isometrische Seitneigespannung
3. Isometrische Retroflexionsspannung
4. Isometrische Anteflexionsspannung

und ergänzend

5. Anteflexionstest in Rückenlage als Schmerzprovokationstest
6. Palpation der tiefen subokzipitalen Nackenmuskeln

Wertung der Befunde

Schmerzhafte isometrische Prüfung gibt Hinweis auf:

- schmerzhafte Verspannung oder Läsion in einem Muskel entsprechend der Zugrichtung dieses Muskels oder in seinen Ansätzen am Knochen
- mögliche Fraktur mit Bezug zu einem in der schmerzhaften Richtung ziehenden Muskel → erforderlich ist eine Röntgenuntersuchung

Schmerz in fast allen Bewegungsrichtungen gibt Hinweis auf:

- Gewebeläsion und Kontinuitätstrennung (Bandscheibe) im Bewegungssegment, destruktiv oder traumatisch
- Stabilitätsminderung oder Fraktur der knöchernen Wirbelstrukturen um die Halswirbelsäule

Entscheidung

Abbildung 2-10: Schmerzprovokation

Synonym

Schmerzprovokationstest

Definition

Durch isometrische Anspannung gegen Widerstand wird i.d.R. Schmerz ausgelöst, wenn Struktur- oder Funktionsstörungen vorliegen. Der Test wird im Rahmen der orientierenden Untersuchung eingesetzt.

Prinzip

Schmerz stellt ein Warnzeichen dar. Schmerz in Gelenken, deren Kapsel und verstärkenden Bändern wird meist in Endstellung eines Gelenkes und durch Bewegung provoziert. Schmerz entsteht auch aus Strukturschädigung des Muskels, vor allem bei dessen Anspannung.

Der Test der orientierenden isometrischen Anspannung gegen Widerstand zählt nicht zur Routineuntersuchung, sondern wird bei Verdacht auf Struktur- oder Funktionsstörungen durchgeführt. Eine Untersuchung ist jedoch indiziert (Indikation, S. 118) bei:

- Zervikalsyndrom (Nackensteifigkeit, steifer Hals), Zwangshaltung
- klinischer Erstuntersuchung nach einem physischen Trauma, z.B. HWS-Distorsion (hier besteht eine Dokumentationspflicht, S. 176)
- schweren Schmerzzuständen
- großer Bewegungsbehinderung
- Verdacht auf stabilisierende Strukturkrankheiten
- ängstlichen Patientinnen und Patienten.

Der provozierte Schmerz weist dann im Zusammenhang mit der Anamnese (S. 80) und weiteren orientierenden Tests (S. 74) auf mögliche Kontraindikationen und Strukturschäden hin, auf die die weitere Diagnostik zielen sollte. Bei einem HWS- und Schädeltrauma sollte diese orientierende Untersuchung an erster Stelle stehen.

Praxistipp

Bei der Ausführung der Bewegung gegen Widerstand der Therapeuten-Hand darf keine Bewegung zugelassen werden. Der Widerstand sollte nur mäßig stark sein und schonend dem schmerzängstlichen Patienten angepasst sein.

Syndrome in der Manuellen Therapie

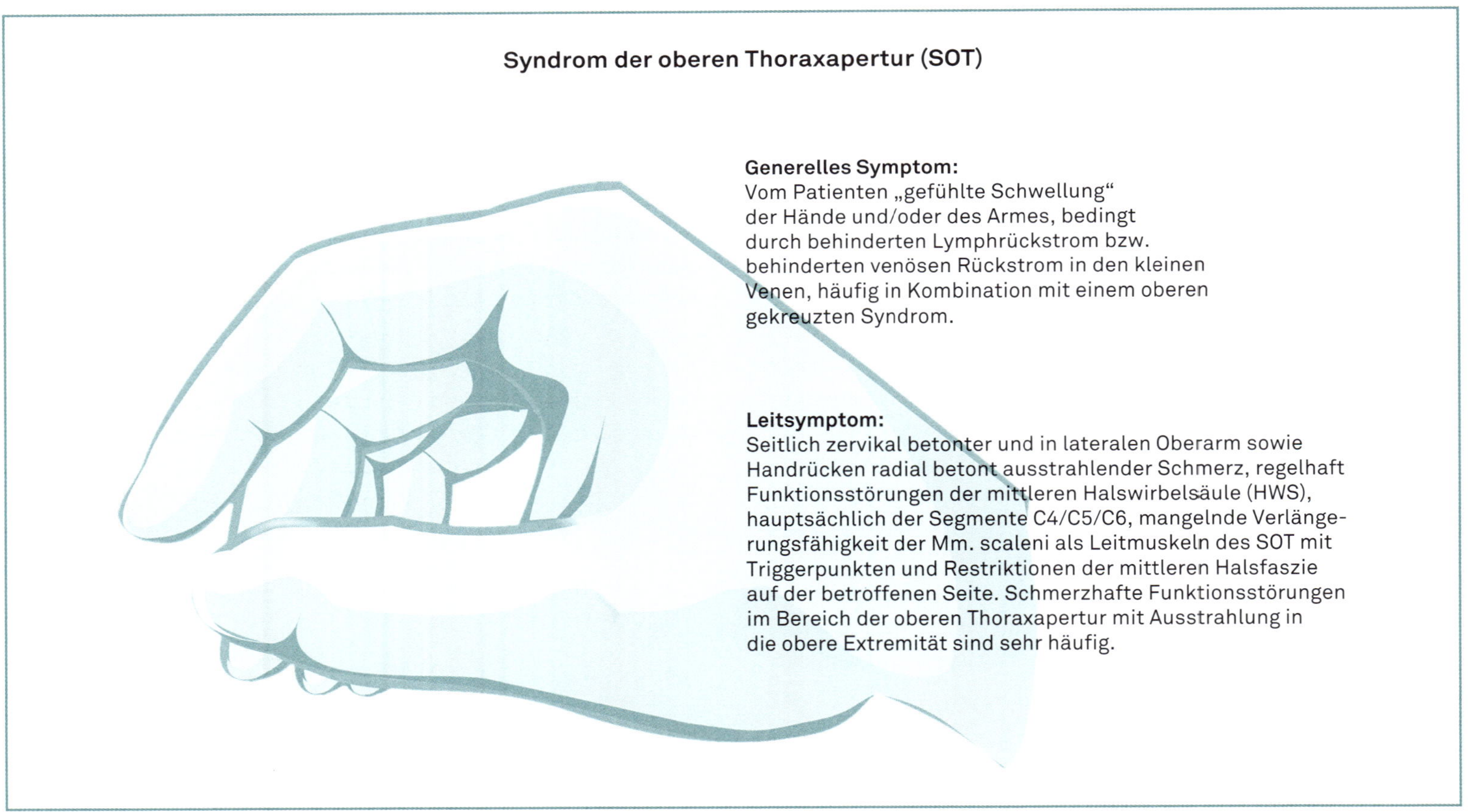

Abbildung 2-11: Syndrome in der Manuellen Therapie

Synonym

Symptomkombination, manualtherapeutische Syndrome

Definition

Syndromé (griech.) bedeutet „zusammenlaufen“. Hier handelt es sich um die Kombination von verschiedenen Krankheitszeichen (S. 102), die für das jeweilige Syndrom typischerweise gleichzeitig und gemeinsam auftreten.

Prinzip

In der manualtherapeutischen Befunderhebung (S. 170) sind Befundkonstellationen sehr häufig, so z. B.:

- die Kombination von Schmerz (S. 38) und Funktionsstörungen (S. 52) des Bewegungssystems (S. 19)
- die Kombination Hypomobilität im Segment (S. 59) und reflektorische algetische Krankheitszeichen (Nozireaktion, S. 40)
- die Kombination von Funktionsstörungen in verschiedenen Abschnitten des Bewegungssystems.

Syndrome variieren im Grad ihrer Ausprägung stark und sind eventuell von einer Strukturpathologie begleitet.

Praxistipp

Bis auf das „obere gekreuzte Syndrom“ und das „untere gekreuzte Syndrom“ (Haltungsstereotype, S. 64), die von Lewit (2007) beschrieben wurden, ist es nicht üblich, diese manualmedizinisch per Palpation (S. 76) und Funktionstest explorierten, funktionspathologischen Befunde als Syndrome zusammenzufassen oder gar mit einzelnen Namen zu bezeichnen.

Buchmann et al. (2010) haben typische manualmedizinische Befundkombinationen in regionalen Schwerpunkten als differenzialdiagnostische Syndrome beschrieben.

Syndrome bei Nervenwurzelreizung werden nach dem Segment benannt, dessen Nervenfasern betroffen sind. Ein Beispiel: C6-Syndrom (Bandscheibenvorfall C6-C7): Es besteht eine Ausstrahlung der Schmerzen zum Daumen, unter Umständen mit Abschwächung des Bizepsreflexes. Charakteristisch ist die Ausstrahlung zum Mittelfinger, unter Umständen mit einer Schwäche des Trizepsmuskels und Abschwächung des Trizepsreflexes mit Daumenballenatrophie.

Rückenschmerz

Basisuntersuchungen bei Patienten und Patientinnen mit Rückenschmerzen	
Untersuchungstechnik	**Bewertung**
Inspektion	Allgemeinzustand, körperliche Beeinträchtigung, Haltung, Beckenstand, Deformitäten, Verletzungszeichen, Haut
Palpation	der lokalen Muskulatur und der begleitend betroffenen Muskulatur auf Schmerzhaftigkeit und Verspannung
Lokaler Druck- oder Klopfschmerz des Processus spinosus	bei V. a. Fraktur
Orientierende Beweglichkeitsprüfung: Ante-, Retro-, Lateralflexion der Lendenwirbelsäule	Die diagnostische Aussagefähigkeit ist begrenzt, hilft aber beim Monitoring des Krankheitsverlaufes.
Lasègue-Zeichen, evtl. ergänzend Bragard-Test	Radikulopathie oder Nervendehnung
Untersuchung des Sakroiliakalgelenks (SIG) • Lokale Schmerzpalpation • Schmerzprovokation durch Kompression des Gelenkes	bei Schmerzangabe in der Glutealregion mit oder ohne ausstrahlende Schmerzen in den Oberschenkel (siehe auch weiterführende Untersuchungen)
Weiterführende Untersuchungen **Achtung: Die diagnostische Aussagefähigkeit dieser Tests ist begrenzt. Sie unterstützen jedoch beim Monitoring des Krankheitsverlaufes.**	
Finger-Boden-Abstand (FBA)	Der Test ist abhängig von der Patientenmitarbeit, der Hüftbeweglichkeit und der Dehnbarkeit der ischiokruralen Muskulatur.
Schober-Zeichen	Dornfortsatz Entfaltungstest der Lendenwirbelsäule
Beweglichkeitsprüfung der Hüftgelenke	

Tabelle 2-6: Rückenschmerz

Synonym

Manualtherapeutische Basisuntersuchung bei Rückenschmerzen, Aufnahmeuntersuchung

Definition

Standardisierte, zweiphasige Untersuchung mit geringer Patientenbelastung

Prinzip

1. Orientierende Untersuchung: Ausgangsstellungen Gang und Stand, Sitz, Rückenlage, Bauchlage.
Befunde als kontinuierliche, bewusste Kombination von Inspektion und Palpation (S. 76):

- in Schlüsselregionen (S. 56) für Muskeln (S. 44), Faszien (S. 62), Wirbelsäulengelenke mit kraniozervikalem, zerviko-thorakalem, thorako-lumbalem und lombosakralem Übergang.
- bei für Beschwerden des Patienten wichtigsten, peripheren Gelenken,
- an pathogenetisch bedeutsamen Muskeln,
- als Funktionsuntersuchung von Stand, Gang und Atmung sowie Bauchlage.
- als viszeral-osteopathische Befundung im Bauchraum.

Standardisiertes Vorgehen fördert das Erkennen von Verkettungsmechanismen (S. 48).

2. Spezielle regionale Untersuchung auf Gelenkblockierungen, Muskelbefunde, Triggerpunkte (S. 50) und neurologische Auffälligkeiten.

Praxistipp

Relativ aufwendig ist die Dokumentation erhobener Befunde (insgesamt ca. 30 Minuten). Befunde mit Bezug zur eingeleiteten Therapie werden zu jeder Therapieeinheit kontrolliert. Daraus folgen Anpassungen und Informationen an verordnende Ärzte zu Behandelbarkeit, Compliance (S. 172), Motivation und Problemen.

Apparative Untersuchungen ergänzen die klinischen Befunde. Beispielsweise kann videogestützte Gang- und Bewegungsanalyse Einschränkungen der aktiven Beweglichkeit und Koordinationsstörungen aufzeigen und auf neurologische, funktionelle oder strukturelle Ursachen hinweisen. Mittels diagnostischem Ultraschall wird Aktivierbarkeit tiefenstabilisierender Muskulatur, mit apparativer Muskelkraftmessung die Muskelfunktion und mittels Posturographie oder apparativer Ballance-Tests werden koordinative Fähigkeiten überprüft.

Kraniomandibuläre Dysfunktion

Zuzahlungsfrei | Krankenkasse bzw. Kostenträger
Zuzahlungspflicht | Name, Vorname des Versicherten | geb. am
Unfallfolgen
BVG | Kostenträgerkennung | Versicherten-Nr. | Status
Betriebsstätten-Nr. | Arzt-Nr. | Datum

Heilmittelverordnung 13

- ☐ Physiotherapie
- ☐ Podologische Therapie
- ☐ Stimm-, Sprech-, Sprach- und Schlucktherapie
- ☐ Ergotherapie
- ☐ Ernährungstherapie

Behandlungsrelevante Diagnose(n)
ICD-10 - Code

Diagnose-gruppe **Leitsymptomatik** gemäß Heilmittelkatalog ☐ a ☐ b ☐ c patientenindividuelle Leitsymptomatik ☐
Leitsymptomatik *(patientenindividuelle Leitsymptomatik als Freitext angeben)*

Heilmittel nach Maßgabe des Kataloges
Heilmittel | Behandlungseinheiten

Ergänzendes Heilmittel

☐ **Therapiebericht** **Hausbesuch** ☐ ja ☐ nein **Therapie-frequenz**

☐ **Dringlicher Behandlungsbedarf** innerhalb von 14 Tagen

ggf. Therapieziele / weitere med. Befunde und Hinweise

IK des Leistungserbringers

Vertragsarztstempel / Unterschrift des Arztes

Muster 13 (10.2020)

Empfangsbestätigung durch den Versicherten
Ich bestätige, die im Folgenden aufgeführten Behandlungen erhalten zu haben

	Datum	Maßnahmen *(erhaltene Heilmittel, ggf. auch Hausbesuche)*	Leistungserbringer	Unterschrift des Versicherten
1				
2				
3				

Krankengymnastik und Manuelle Therapie mit maximaler Verordnungsmenge: 3 x 6 Einheiten.

Bei Beeinträchtigungen alltagsrelevanter Aktivitäten, wie Kauen und/oder Sprechen und/oder oraler Schluckvorgang bei Fehlbildungssyndromen, angeborenen Fehlbildungen (z. B. Lippen-, Kiefer-, Gaumenspalten): 3 x 10 Einheiten.

Abrechnungsdaten des Heilmittelerbringers
Rechnungsnummer

IK des Leistungserbringers | Belegnummer

Behandlungsabbruch T T M M J J

Nach Rücksprache mit dem Arzt
☐ Abweichung von der Frequenz
Änderung in ☐ Gruppen-therapie ☐ Einzel-therapie

Begründung

Stempel/Unterschrift des Leistungserbringers

Abbildung 2-12: Kraniomandibuläre Dysfunktion

Synonym

Craniomandibuläre Dysfunktion, muskuloskelettale Beschwerden im Kausystem, CMD

Definition

Aufgrund von neuro-muskulo-skelettalen Störungen im stomatognaten System kommt es zu einer Art von oro-fazialen Schmerzen. Das stomatognate System umfasst das gesamte Gebiss mit allen Zähnen und dem kompletten Mund- und Kiefersystem mit den Kiefergelenken.

Anzeichen einer CMD können Schmerzen und Bewegungseinschränkungen im Kiefer-, Gesichts- und/oder Nackenbereich sein. Ursachen einer CMD können ein erhöhter Muskeltonus (z.B. ausgelöst durch Pressen und Knirschen der Zähne), Verschleißerscheinungen im Bereich des Kiefergelenks (Arthrose) oder akute entzündliche Ereignisse innerhalb des Kiefergelenks (Arthritis) sein.

Prinzip

Es bestehen Wechselbeziehung zwischen Kiefergelenk und Halswirbelsäule (HWS) (Schlüsselregionen, S. 56). Eine so genannte Konvergenztheorie besagt, dass im Kern des 5. Hirnnervs (N. trigeminus) hochzervikale Afferenzen zusammenlaufen.

Funktionsuntersuchung: Zusätzlich zur Funktionsuntersuchung der HWS erfolgt in der Manuellen Therapie eine Befunderhebung durch Untersuchung der Beweglichkeit (Mobilität, S. 88) des Unterkiefers sowie der zugehörigen Kaumuskulatur (Verspannung, Triggerpunkte (S. 50), Koordination):

- aktive (und passive) Bewegungen der Mandibula,
- translatorische Tests: Traktion, Gleiten medial/lateral/anterior/posterior,
- Widerstandstests,
- Provokationstests.

Manuelle Therapie: Behandlung nach den Prinzipien der Manuellen Medizin der HWS, des Kiefergelenks und der Muskulatur (S. 45).

Praxistipp

Die Behandlung einer CMD ist i.d.R. langfristig und komplex, d.h., es werden mehrere Therapieoptionen kombiniert (z.B. Schienentherapie, Physiotherapie als Manuelle Therapie, medikamentöse Therapie; IMMST, Winkelmann & Görgner, 2023).

Hauptansprechpartner bei diesem Beschwerdebild sind die Zahnärztin bzw. der Zahnarzt. Eventuell werden weitere Fachdisziplinen (z.B. Kieferorthopädie, Hals-Nasen-Ohrenheilkunde, Psychotherapie, Psychosomatik) hinzugezogen.

Vor jeder Therapie ist eine umfassende Diagnostik unabdingbar. Sie erfolgt klinisch und apparativ, um möglichst die Ursache der Beschwerden herauszufinden (Winkelmann & Helmer-Denzel, 2021, 2022; Winkelmann & Görgner, 2023).

Interventionen bei Säuglingen, Kleinkindern und Kindern

Phasen des Gestaltwandels während der menschlichen Entwicklung nach Hefti
Säuglingsalter (0–1,5 Jahre)
Kindesalter Mädchen (1,5–ca. 10 Jahre)
Kindesalter Jungen (1,5–ca. 12 Jahre)
Kleinkindalter (1,5–7 Jahr)
Schulalter (7–10 bzw. 12 Jahre)
Adoleszenz Mädchen (ca. 10–14 Jahre)
Adoleszenz Jungen (ca. 12–16 Jahre)

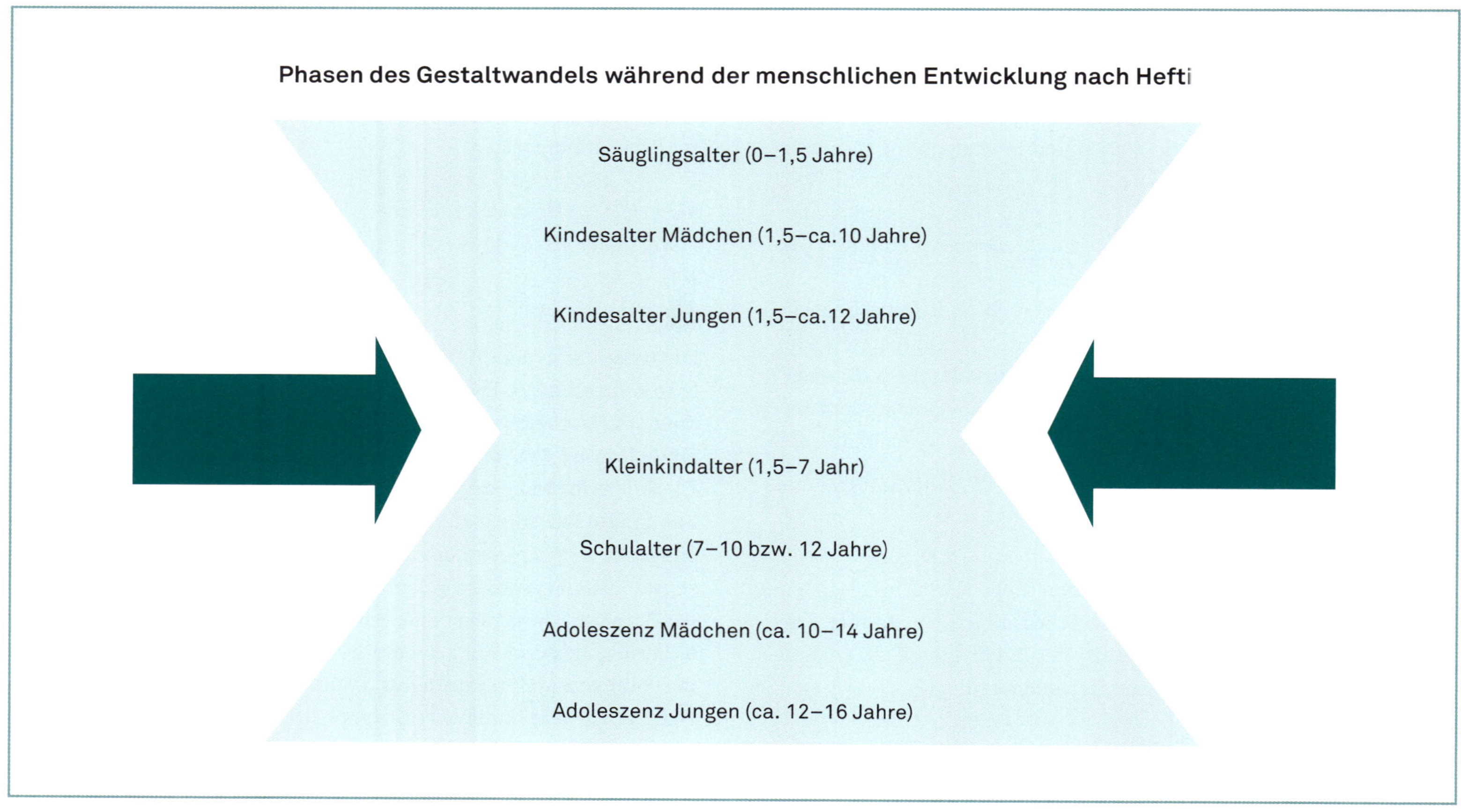

Abbildung 2-13: Interventionen bei Säuglingen, Kleinkindern und Kindern

Definition

Indikationsbezogene, manualtherapeutische Interventionen bei Säuglingen, Kleinkindern und Kindern.

Im Säuglingsalter ist eine anhaltende Haltungs- und Bewegungsasymmetrie und/oder eine auffällige Kopf- und Rumpfkontrolle in Kombination mit vegetativen Dysregulationen und einer auffälligen sensomotorischen Entwicklung bei eventuellem Vorliegen einer reversiblen propriozeptiven Koordinationsstörung eine entscheidende Auffälligkeit zur Indikationsstellung für eine manualmedizinische Diagnostik und Therapie. Synonyme für diese haltungsasymmetrischen Auffälligkeiten sind:

- Kopfgelenk-Induzierte Symmetrie-Störung (KISS-Syndrom) oder
- Tonusasymmetrie-Syndrom (TAS-Syndrom).

Es handelt sich dabei um eine frühkindliche Bewegungsstörung ohne zerebrale Beteiligung.

Eine manualmedizinische Indikation (S. 118) ergänzend zur Basistherapie besteht auch bei strukturellen Anlagestörungen und Entwicklungsstörungen, z. B. des Haltungs- und Bewegungssystems wie der Hüftdysplasie oder dem Klumpfuß.

Prinzip

Bei Säuglingen und Kleinkindern findet immer zuerst das Gespräch mit den Eltern statt. Die Interaktion zwischen Eltern (Bezugspersonen) und Kindern sowie die Spontanmotorik fließen in die Untersuchung ein. Für die Anamnese sind wichtig:

- Fragen zur Geburt und zu postnatalen Auffälligkeiten,
- Suche nach Formen von:
  - Störungen der Bewegungsaktivität und -qualität,
  - kompensatorischen Entwicklungsverzögerungen,
  - vegetativen Auffälligkeiten,
  - Schluck- und Saugstörungen.

Der Untersuchungsablauf ist klassisch global → regional → Schlüsselregion (S. 56).

Praxistipp

Beim Kind, insbesondere beim Säugling und Kleinkind, sind es zunächst die anatomisch kleinen Verhältnisse, welche besondere Sorgfalt erfordern. Eine Voraussetzung ist zudem, dass der Physiotherapeut ausreichende Erfahrung in der Manuellen Therapie bei Erwachsenen hat. Die manuelle Behandlung von Säuglingen und Kindern erfordert eine zusätzliche Qualifikation zur Zertifizierung in Manueller Therapie beim Erwachsenen (Weiterbildung, S. 28).

Die primäre Entscheidung über diagnostische und therapeutische Maßnahmen sollte in den Händen der betreuenden Ärztin bleiben, wobei die Entscheidung im Team, gemeinsam mit den Eltern und nach Möglichkeit mit dem Kind herbeizuführen ist (s. Kap. 3; Winkelmann & Görgner, 2023).

3 Entscheidung und Planung

Die Bewertung aller Untersuchungsergebnisse (s. Kap. 2) führt zur Funktionsdiagnose (S. 116) und damit zur Indikation (S. 118) der Manuellen Therapie (Abbildung 3-0). Die diagnostische Beurteilung beruht auf einer Vielzahl, auch im interdisziplinären Team (S. 162) erhobenen Einzelbefunden. Unter Berücksichtigung des Flaggensystems (S. 122) können spezifische Untersuchungsergebnisse anderer Fachgebiete (z.B. Röntgen, MRT) zur Beurteilung relevant sein. Die funktionelle Pathologie hat starken Einfluss auf die Pathologie anderer Organe und umgekehrt (s. Kap. 1). Insbesondere spielen psychosoziale Einflüsse eine erhebliche Rolle (S. 124).

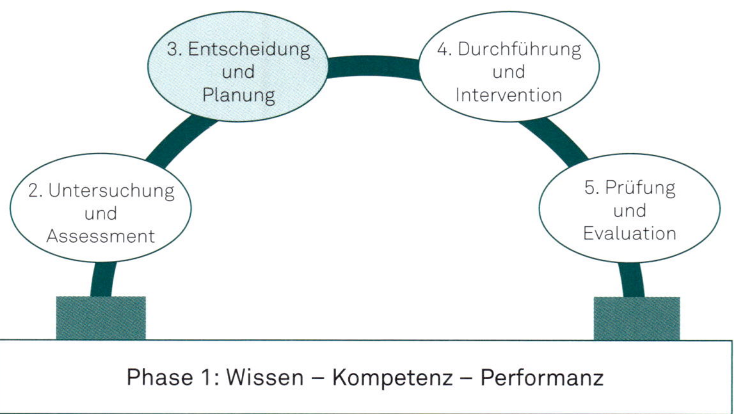

Abbildung 3-0: Grundlegender Gesundheitsversorgungsprozess

Die Funktionsdiagnostik und Behandlungsplanung (Ziel, Therapie, Aufklärung) sind ein dynamischer Prozess von Untersuchung, Behandlung und Nachuntersuchung. Der grundlegende Gesamtprozess ist dem Prinzip einer Sanduhr (S. 115) angelehnt.

Wertung der Befunde aus den Untersuchungen

im Kontext der Gesamt- und Ganzkörpersituation

Aufklärung, Therapieentscheidung und -planung

Prognostische Einschätzung und

Kontrolle im Therapieverlauf

Therapie

Befundkontrolle nach Therapie

Kontrolle der Befunde der Untersuchungen

im Zusammenhang des Behandlungsgangs

Wertung der Befunde aus dieser Befundkontrolle

Dokumentation – mit prognostischer Einschätzung – zum Kontrollvergleich bei der Wiedervorstellung

3.1 Übersicht der Instrumente

Sanduhrprinzip

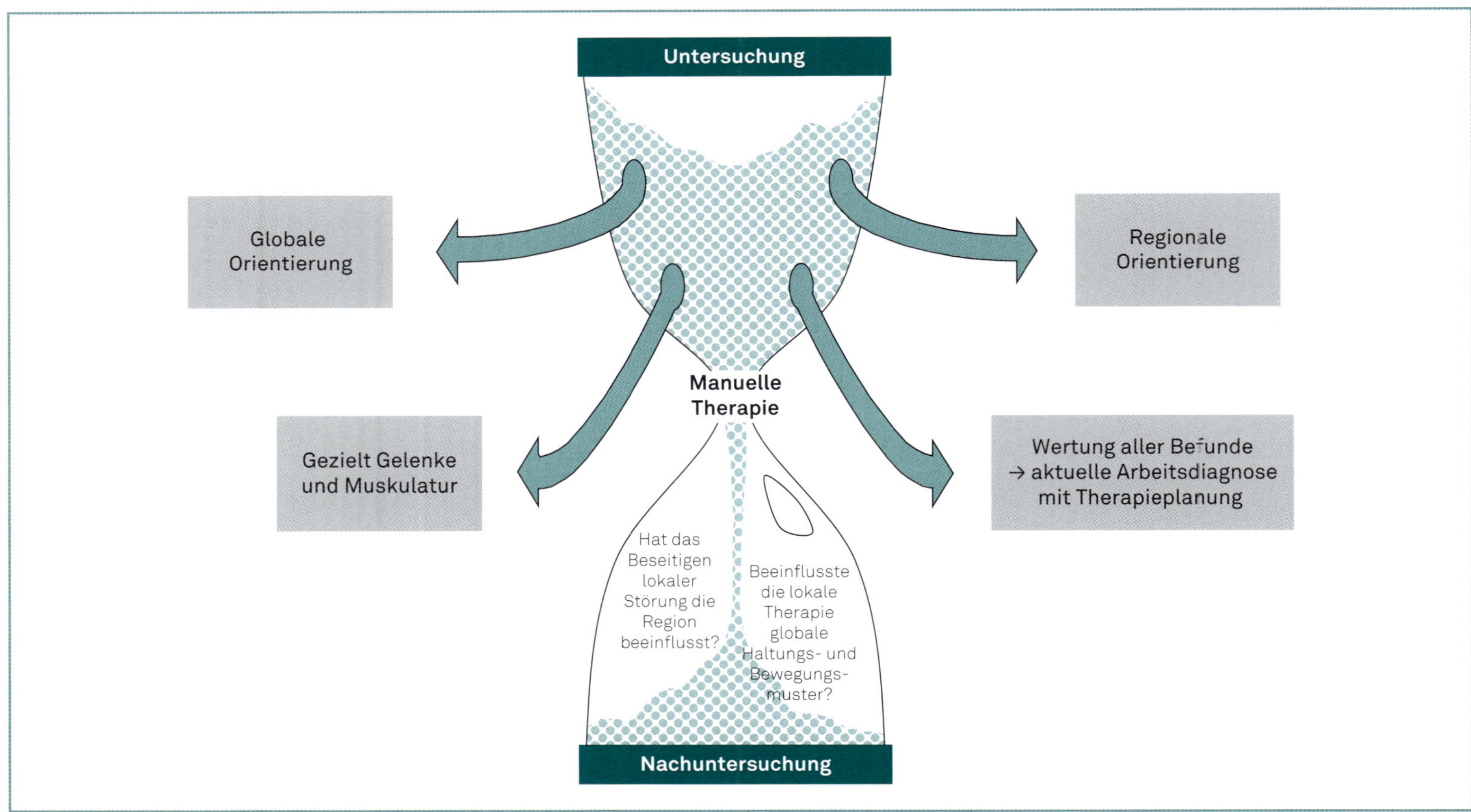

Abbildung 3-1: Sanduhrprinzip

Synonym

Sanduhrprinzip nach Schildt-Rudloff und Harke (2016), Sanduhr, Grundprinzip der Manuellen Therapie, Strategie zum Vorgehen in der Manuellen Therapie

Definition

Schulen unabhängiges (Konzepte, S. 24), prinzipielles Vorgehen in der Manuellen Therapie. Der grundlegende Gesamtprozess umfasst grob die nach dem Prinzip einer Sanduhr ablaufenden Schritte:

- Orientierende Untersuchung
- Gezielte Untersuchung
- Diagnose
- Behandlungsentscheidung
- Behandlungsplanung
- Behandlung
- Erfolgskontrolle.

Prinzip

Belegt die grundsätzlich durchzuführende Befundkontrolle (S. 155) das geplante Therapieergebnis, bestätigen sich die Vorüberlegungen, die zur aktuellen Funktionsdiagnose (S. 116) geführt hatten. Im anderen Fall wird die Nachuntersuchung zu einem neuen Startpunkt. Hierbei werden Überlegungen einer neuen Arbeitsdiagnose und somit Entscheidung für einen angepassten, neuen Therapieansatz angestellt. Dem Prinzip einer Sanduhr folgend wird sie mit dem neuen Startpunkt gedreht und läuft erneut ab.

Praxistipp

Die Funktionsdiagnose (S. 116) führt zur Indikation (S. 118) der Manuellen Therapie. Die diagnostische Beurteilung beruht auf einer Vielzahl, auch im interdisziplinären Team (IMMST, Winkelmann & Görgner, 2023; Winkelmann & Helmer-Denzel, 2021) erhobenen Einzelbefunden. Häufig sind spezifische Untersuchungsergebnisse anderer Fachgebiete (z. B. Röntgen, MRT) zur Beurteilung relevant, da die funktionelle Pathologie der Wirbelsäule (S. 18) starken Einfluss auf die Pathologie anderer Organe (Winkelmann & Görgner, 2023) hat und umgekehrt (S. 43). Funktionsdiagnostik und Behandlungsplanung sind ein dynamischer Prozess in einem Kontinuum aus Untersuchung, Behandlung und Nachuntersuchung bzw. Wirksamkeitsprüfung.

Manuelle Diagnostik

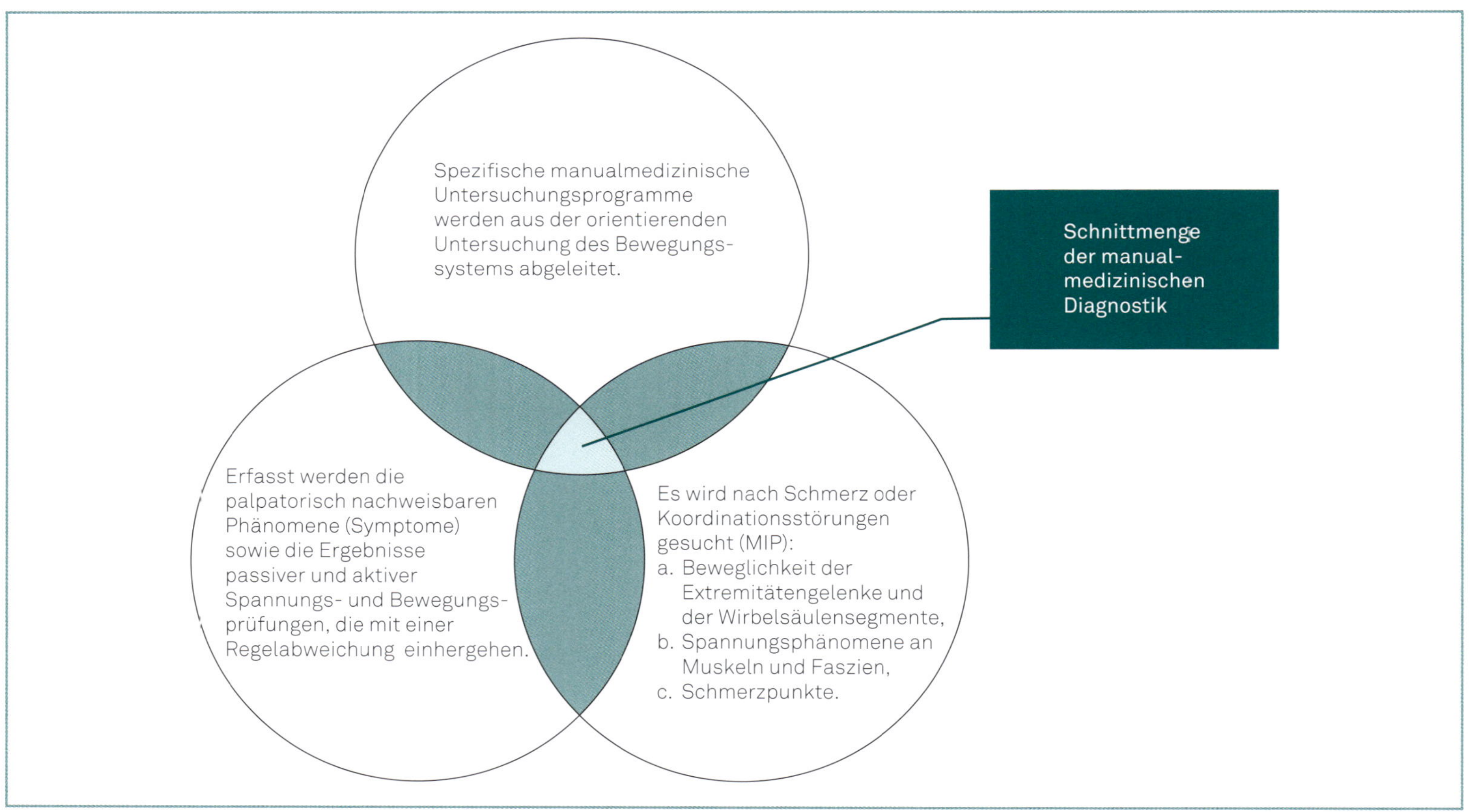

Abbildung 3-2: Manuelle Diagnostik

Synonym

Klinische Diagnostik, Prinzipien manueller Diagnostik, manualmedizinische Diagnostik

Definition

Die manuelle Diagnostik ist Teilaufgabe der Manuellen Medizin (s. Kap. 1) und wird daher nach medizinischen Standards und evidenzbasiert durchgeführt.

Im Rahmen der Manuellen Medizin erfolgen die manuelle und funktionelle Diagnostik am Bewegungsorgan (S. 52) und anderen in den pathologischen Prozess einbezogenen Geweben unter besonderer Berücksichtigung nozireaktiver Zeichen (S. 40).

Die manuelle Diagnostik dient dem Erkennen funktioneller Verkettung innerhalb des Bewegungsorgans und hinsichtlich der Verbindungen des Bewegungsorgans (Wirbelsäule, Extremitätengelenke, Muskeln, Bänder, Faszien) sowie dem Erkennen von Störungen innerer Organe. Die Aufgaben der manualmedizinischen Diagnostik sind:

- Stellen einer Differenzialdiagnose
- Erkennen von Kontraindikationen (S. 120)
- Planen des therapeutischen Vorgehens
- Einschätzen der Prognose (Sanduhr, S. 115).

Prinzip

Der standardisierte Ablauf der manuellen Diagnostik umfasst folgende Einzelschritte:

- *Anamnese*: Jetztanamnese, Vorgeschichte, gezielte Fragen, z. B. nach Schwindel (S. 80)
- *Inspektion*: Gang, Haltung
- *Orientierende Untersuchung*: als erster Schritt, der sich in eine Ganzkörperuntersuchung des Patienten gliedert (S. 74)
- *Regionale Untersuchung*: gezielte Untersuchung mit den Händen (S. 76). Sie ist im engeren Sinn auf die reversibel hypomobile artikuläre Funktionsstörung (S. 59), die sogenannte Blockierung in der Funktionseinheit des Gelenks oder des Wirbelsäulensegments, gerichtet.

Praxistipp

Die Untersuchungen sind nicht auf das Auslösen von Schmerzen gerichtet, sondern auf schmerzauslösende Faktoren. Hinweiszeichen auf Strukturerkrankungen müssen im diagnostischen Vorgehen aktiv gesucht und erkannt werden. Sie stellen die Indikation (S. 118) für eine weitere ärztliche Diagnostik, die labortechnische, bildgebende und neurophysiologische Verfahren beinhaltet, dar.

Indikation

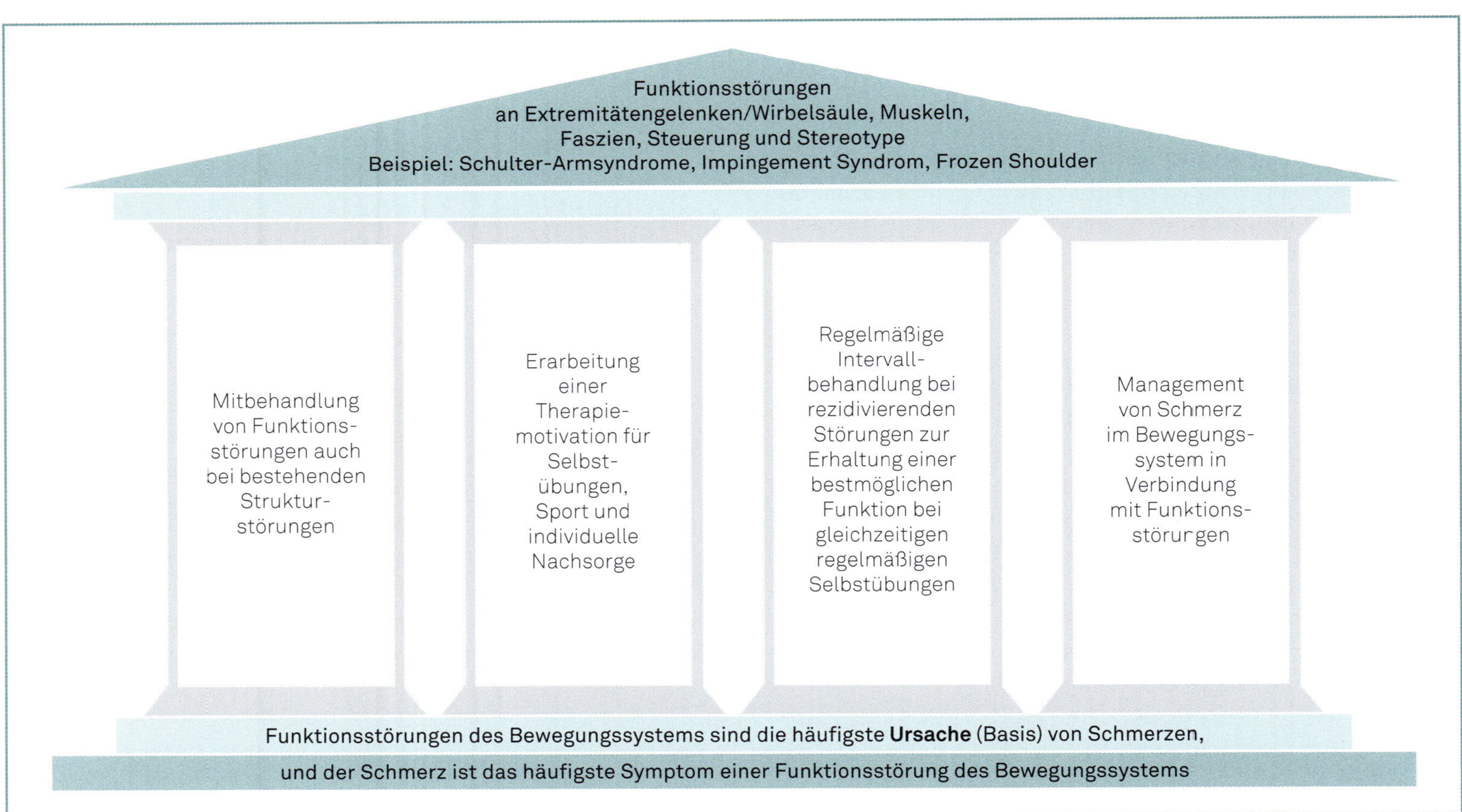

Abbildung 3-3: Indikation

Synonym

Heilanzeige, Anzeichen, Kennzeichen, Merkmal, bestimmtes, sich aus der Diagnose ableitendes Therapieverfahren

Definition

Die Indikation (lateinisch indicare „anzeigen, entdecken, bekanntmachen") stellt den Grund (Symptome, Krankheitsbild) dar, wann, welche und wie häufig eine medizinische Intervention als Diagnostik oder Therapie angemessen bzw. angezeigt ist.

Prinzip

Indikationen werden in folgende Kategorien eingeteilt:

- Dringlichkeit:
  - relative Indikation
  - absolute Indikation
  - vitale Indikation
  - elektive Indikation
  - Ausnahmeindikation
  - Notfallindikation
- Ziel:
  - symptomatische Indikation
  - kausale Indikation
- Ursache:
  - soziale Indikation
  - kriminologische Indikation
  - mütterliche Indikation
  - kindliche Indikation
  - medizinische Indikation
- Ausschluss:
  - Kontraindikation (S. 120)

Praxistipp

Spezielle Anwendungsbereiche, bei denen die manuelle Diagnostik und manualtherapeutische Verfahren indiziert sein können, sind:

- Akute und chronisch schmerzhafte Krankheiten, insbesondere bei Wirbelsäulenbeschwerden und die Extremitätengelenke betreffende Beschwerden
- Bewegungseinschränkungen und Schmerz der Schulter-Arm-Region, Becken-Bein-Region sowie nach Sportverletzungen
- Chronische Kopfschmerzen, Migräne
- Chronifizierter, d.h. länger als drei bis sechs Monate andauernder Schmerz, Tinnitus (Hörsturz) und Schwindel
- Kiefergelenkstörungen (S. 104), atypische Gesichtsschmerzen
- Funktionsstörungen, die bei Kindern (S. 108) aufgrund einer Spastik (Bewegungsstörung mit gesteigerter Muskelspannung, Fehlhaltungen) ausgelöst werden
- Kinder mit sensomotorischen Integrationsstörungen (Störung der Verarbeitung von Wahrnehmungen aus der Umwelt, Auffälligkeiten bei Säuglingen).

Kontraindikation

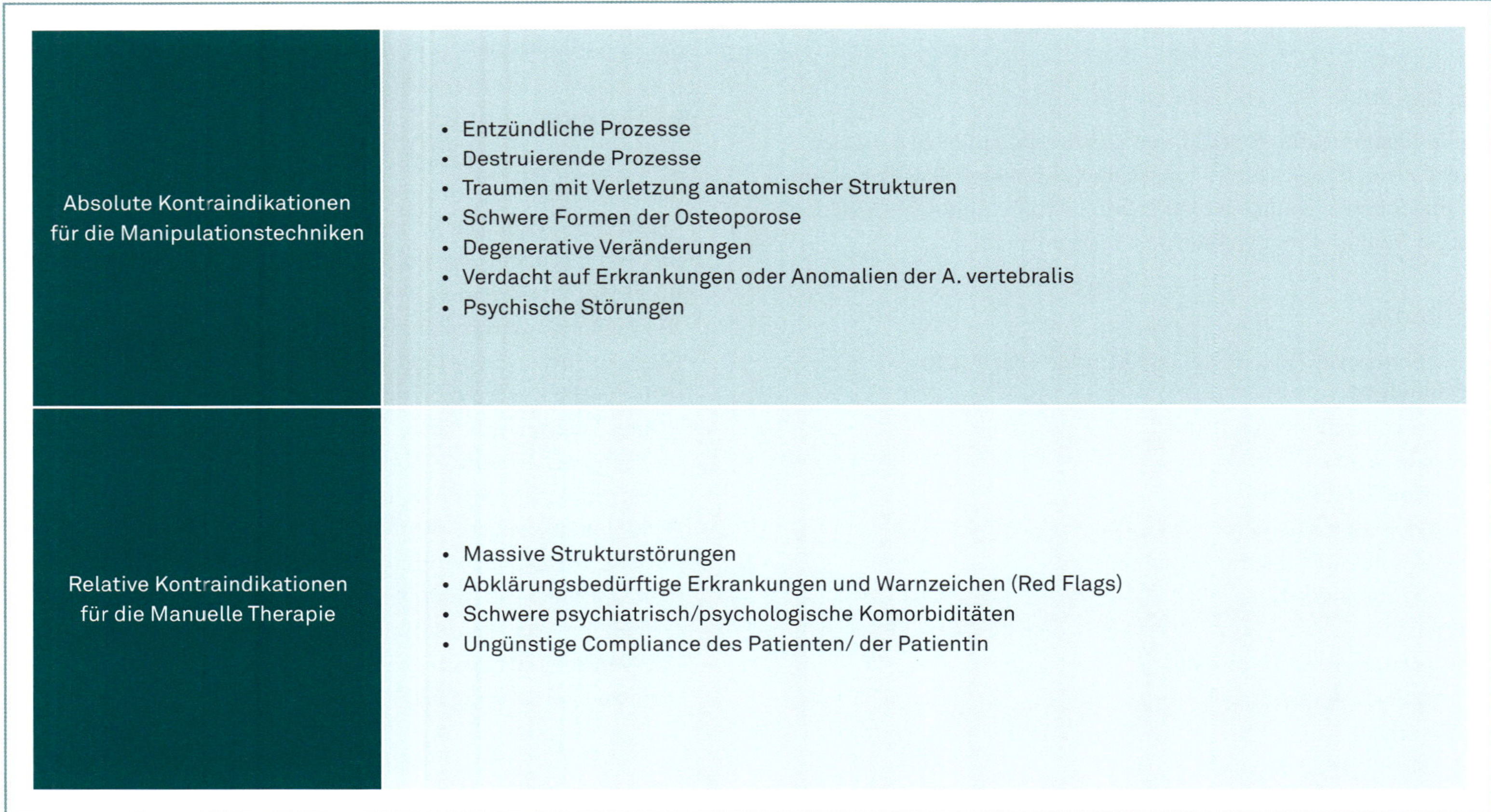

Absolute Kontraindikationen für die Manipulationstechniken	• Entzündliche Prozesse • Destruierende Prozesse • Traumen mit Verletzung anatomischer Strukturen • Schwere Formen der Osteoporose • Degenerative Veränderungen • Verdacht auf Erkrankungen oder Anomalien der A. vertebralis • Psychische Störungen
Relative Kontraindikationen für die Manuelle Therapie	• Massive Strukturstörungen • Abklärungsbedürftige Erkrankungen und Warnzeichen (Red Flags) • Schwere psychiatrisch/psychologische Komorbiditäten • Ungünstige Compliance des Patienten/ der Patientin

Tabelle 3-1: Kontraindikation

Synonym

Gegenanzeige

Definition

Kontraindikation (lateinisch contra „gegen“ und indicare “anzeigen“) stellt einen Umstand dar, der die Anwendung eines diagnostischen oder therapeutischen Verfahrens bei an sich gegebener Indikation (S. 118) in jedem Fall verbietet oder nur unter strenger Abwägung sich dadurch ergebender Risiken zulässt.

Prinzip

- Eine absolute Kontraindikation verbietet die Maßnahme vollständig.
- Die relative Kontraindikation spricht gegen die Maßnahme, lässt sie aber zu, wenn sie im konkreten Einzelfall voraussichtlich mehr nützt als schadet.

Eine verantwortungsbewusste Haltung des Therapeuten bedeutet, dass er stets die Risiken einer Therapie gegen die Risiken etwaiger Alternativen und gegen die Risiken, wenn keine Therapie erfolgt, abwägt, um die für den Einzelfall optimale Entscheidung treffen zu können (S. 126).

Praxistipp

Es gibt eine Reihe von Bedingungen, die einer Manuellen Therapie entgegenstehen. Dies gilt insbesondere für die Technik der Manipulation (S. 144). HVLA-Manipulationen (High Velocity-Low Amplitude-Manipulationen) der Halswirbelsäule können bei einer vorgeschädigten Arteria vertebralis zum Schlaganfall führen. Manipulationen an der Halswirbelsäule sollten nur von Ärztinnen und Ärzten durchgeführt werden.

Kontraindikationen zu den Mobilisationstechniken (S. 140) sind dagegen nicht bekannt, wenn bei der Durchführung der jeweiligen Mobilisationstechnik und im individuellen Patientenfall die Grundregel der Schmerzfreiheit jeder manuellen Intervention (betrifft auch Untersuchungstechniken) strikt beachtet wird. Mögliche Schmerzzunahme im Rahmen der Intervention ist Gegenstand der Dokumentation (S. 176).

Die Manuelle Therapie ist bei akuten entzündlichen Prozessen an oder in Gelenken unbedingt zu unterlassen. Nach Abklingen einer Entzündung kann im Gelenk eine Funktionsstörung (S. 59) als Befund zurückbleiben. Ziel ist es dann, Bewegungseinschränkungen in Extremitäten- und Wirbelsäulengelenken zu mindern oder zu beheben. Die Dauer einer Rehabilitation kann durch die Manuelle Therapie wesentlich verkürzt werden. Das bezieht sich auch auf Erkrankungen mit besonders langer Behandlungszeit, wie z. B. Morbus Bechterew.

Flaggensystem

Kategorie	Beschreibung
Red Flags	Akute Erkrankungen, Hinweise für einen dringenden fachspezifischen Abklärungsbedarf
Yellow Flags	Chronifizierungsrisiken
White Flags	Auf die Herkunft und Kultur bezogene Besonderheiten
Blue Flags	Arbeitsplatzbezogene Risikofaktoren (auch Mobbing, Zeitdruck gemäß Gefährdungsbeurteilung)
Black Flags	Finanzielle Risikofaktoren einer Erkrankung (auch mit Bildung und Leistungszugang assoziiert)
Green Flags	Resilienz und Schutzfaktoren für einen günstigen Verlauf
Orange Flags	Psychische/psychiatrische Komorbidität (ICD)

Tabelle 3-2: Flaggensystem

Synonym

Flags, Flag System

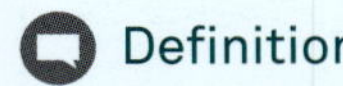

Definition

Werkzeug zum Erkennen und Einordnen von Warnsignalen und Kontraindikationen (S. 120), das Flaggen unterschiedlicher farblicher Markierung resp. Bedeutung nutzt. International gebräuchlich, jedoch ohne einheitliche Definition. Das Graduierungssystem dient dem Screening von Risiko- und Schutzfaktoren insbes. der Schmerzchronifizierung. Wie andere Klassifikationssysteme (ICF, S. 72) auch, ist es Basis abgestimmter Kommunikation im interdisziplinären Team (Winkelmann & Helmer-Denzel, 2021).

Prinzip

Die Zusammenhänge von Funktionskrankheiten und Schmerz sind a priori komplex. Bei chronischen, onkologischen und neurologischen Krankheiten sowie bei chronischen Funktionskrankheiten bestehen besondere Herausforderungen durch:

- Komplexität der Erkrankung
- Patient:in im individuellen Kontext
- die Umsetzung multimodaler Behandlungskonzepte, die Abstimmung im interdisziplinären Team voraussetzen (Winkelmann & Görgner, 2023)
- die Integration verschiedener Fachgebiete und Professionen.

Bei einem ganzheitlichen und strukturierten Vorgehen auf den Ebenen Struktur, Funktion, Soziales und Psyche (4-Ebenen-Modell) ermöglicht das Flaggensystem den unterschiedlichen Professionen im Rahmen der Versorgung des Einzelfalls, die Befunde effizient und umfassend einzubeziehen.

Praxistipp

Wird die Anamnese (S. 80) nach dem Schema der International Classification of Functioning, Disability and Health (ICF) (S. 72) durchgeführt, fließen arbeitsplatzbezogene und damit assoziierte (z. B. finanzielle Situation) Aspekte ein.

Diese Aspekte sind zu dokumentieren, da sie indirekt (z. B. Bildung, Zugang zu Leistungen) den Gesundheitsversorgungsprozess beeinflussen können (S. 176). Hinsichtlich der Red und Yellow Flags besteht international und fachgebietsübergreifend Einigkeit in der Deutung. Red Flags gelten als höchste Warnstufe und stehen für ein akutes Geschehen (auch im Zusammenhang mit einer Tumorerkrankung), bei dem ärztliche Abklärung indiziert (S. 120) ist. Über die Red Flags ist der Patient aufzuklären. Yellow Flags bedeuten dagegen eine niedrigere Warnstufe. Vornehmlich handelt es sich hier um Hinweise auf Chronifizierungsrisiken, z. B. Angst-Vermeidungsverhalten, negative Bewältigungsstrategien oder Depressionen. Sie sind für den weiteren Verlauf der Manuellen Therapie eventuell von großer Bedeutung und wirken sich insofern auf die Therapiezielstellung und Maßnahmenplanung, insbesondere edukative Elemente (S. 150), aus.

Psychosoziale Einflüsse

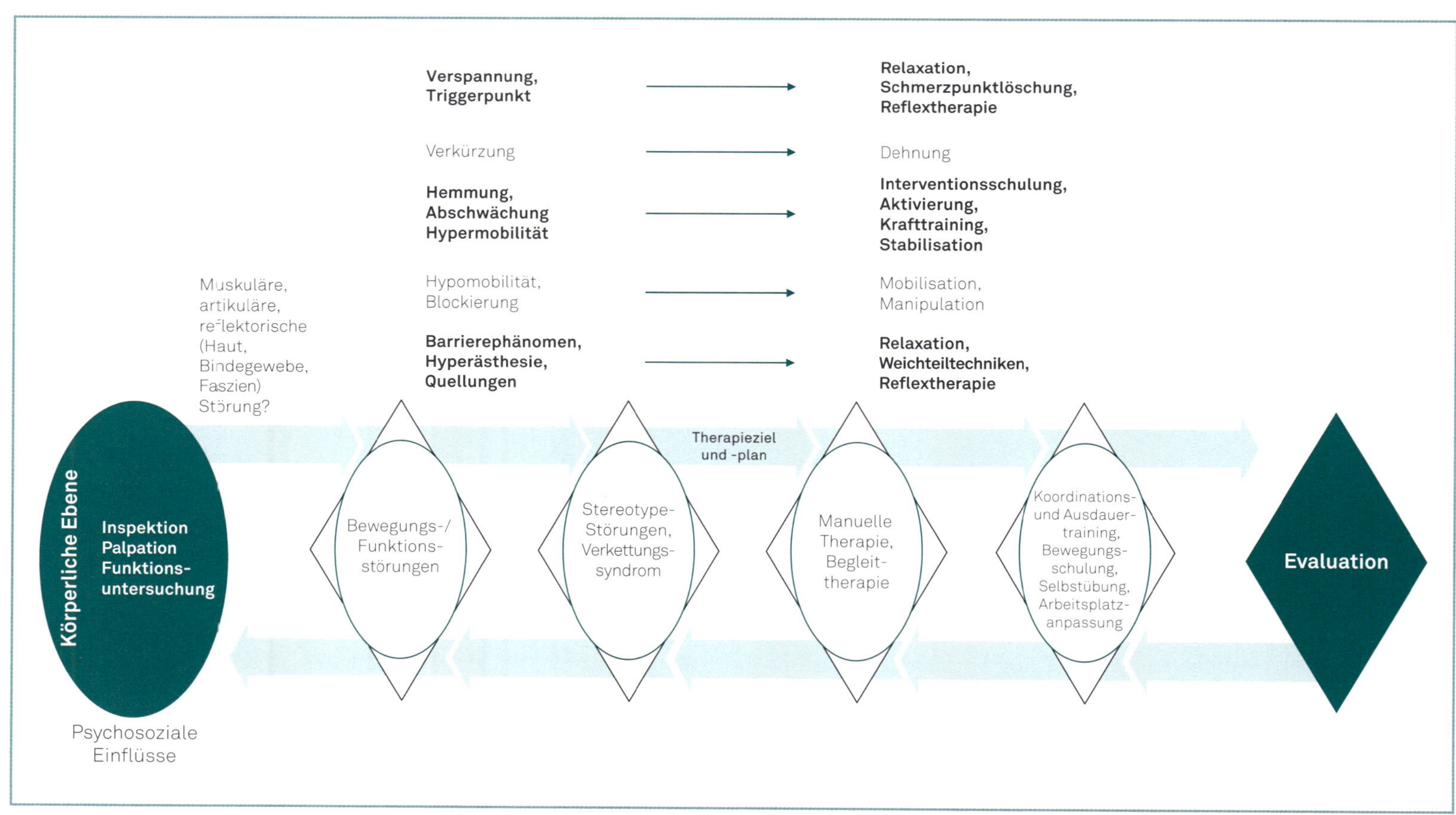

Abbildung 3-4: Psychosoziale Einflüsse

Synonym

Psychosoziale Faktoren, psychosoziale Risikofaktoren, Chronifizierungsrisiken (S. 34), Yellow Flags

Definition

Einflüsse des sozialen Umfelds (u.a. Kernfamilie) auf Entwicklung und Ausprägung der betroffenen Psyche

Prinzip

Das bio-psycho-soziale Modell (ICF, S. 72) besagt:

- Aufbau und Funktionen des menschlichen Körpers folgen biologischen Gesetzen.
- Wahrnehmung, Emotionen und die Motivation zum Handeln sind verbunden mit den psychischen Vorgängen der Hirntätigkeit.
- Jede Person ist Teil der kooperativen Gemeinschaft in Familie, Schule, Betrieb und Freizeit (sogenannte Lebenswelten).

Demgemäß erfolgen Anamnese (S. 80) und Befunderhebung (S. 70). Somatische Befunde entstehen auf pathologisch-anatomischer Basis und aus psychischen Gründen, die mit dem sozialen Umfeld in Beziehung stehen (Flaggensystem, S. 122).

Funktionsstörungen (S. 52) am Bewegungssystem sind das „Hauptangriffsziel" der Manuellen Therapie. Sie sind jedoch bei Weitem komplexer und umfassen pathomorphologische Störungen sowie psychosoziale, primäre und neuromodulatorische Funktionsstörungen. Psychosoziale Störungen sind grundsätzlich reversibel und gehören damit auch zu den Funktionsstörungen. Ihre Diagnostik und Therapie liegen dabei nicht allein in der Psychosomatischen Medizin und Psychotherapie. Das Einbeziehen u. a. der Funktionsmedizin (S. 32) und der täglichen klinischen (manuellen) Praxis ist obligat.

Praxistipp

Selbstüberschätzung: Patienten mit Durchhaltestrategien zeigen eine hohe Anspannung und Muskel(ver)spannung, erkennen ihre Grenzen nicht bzw. nicht an. Folgen sind Überfordern der Belastbarkeit von Geweben und Strukturen bzw. Verhindern relevanter Erholung für optimale Trainingseffekte.

Übervorsichtigkeit/Angst (Sorge): Patienten mit Vermeidungsverhalten, z. B. vor Schmerzverstärkung bei Bewegung, umgehen Belastungen. Folgen sind Dekonditionierung, Kraftdefizite, Koordinationsstörungen. Schmerzen und Funktionseinschränkungen treten daher als Symptome von Angsterkrankungen auf und verlangen ein interdisziplinäres, multimodales Vorgehen.

Affektive Erkrankungen: Häufig werden zwar die somatischen Symptome, z. B. Schmerzsymptome, „diagnostiziert", aber die hierfür ursächliche Stimmungsveränderung nicht erkannt.

Suchterkrankungen: erschweren i.d.R. Diagnostik und Therapie, oft mit anderen psychischen Erkrankungen vergesellschaftet und beeinflussen die Motivation (Eigenübung, S. 152; Compliance, S. 172).

Clinical Reasoning

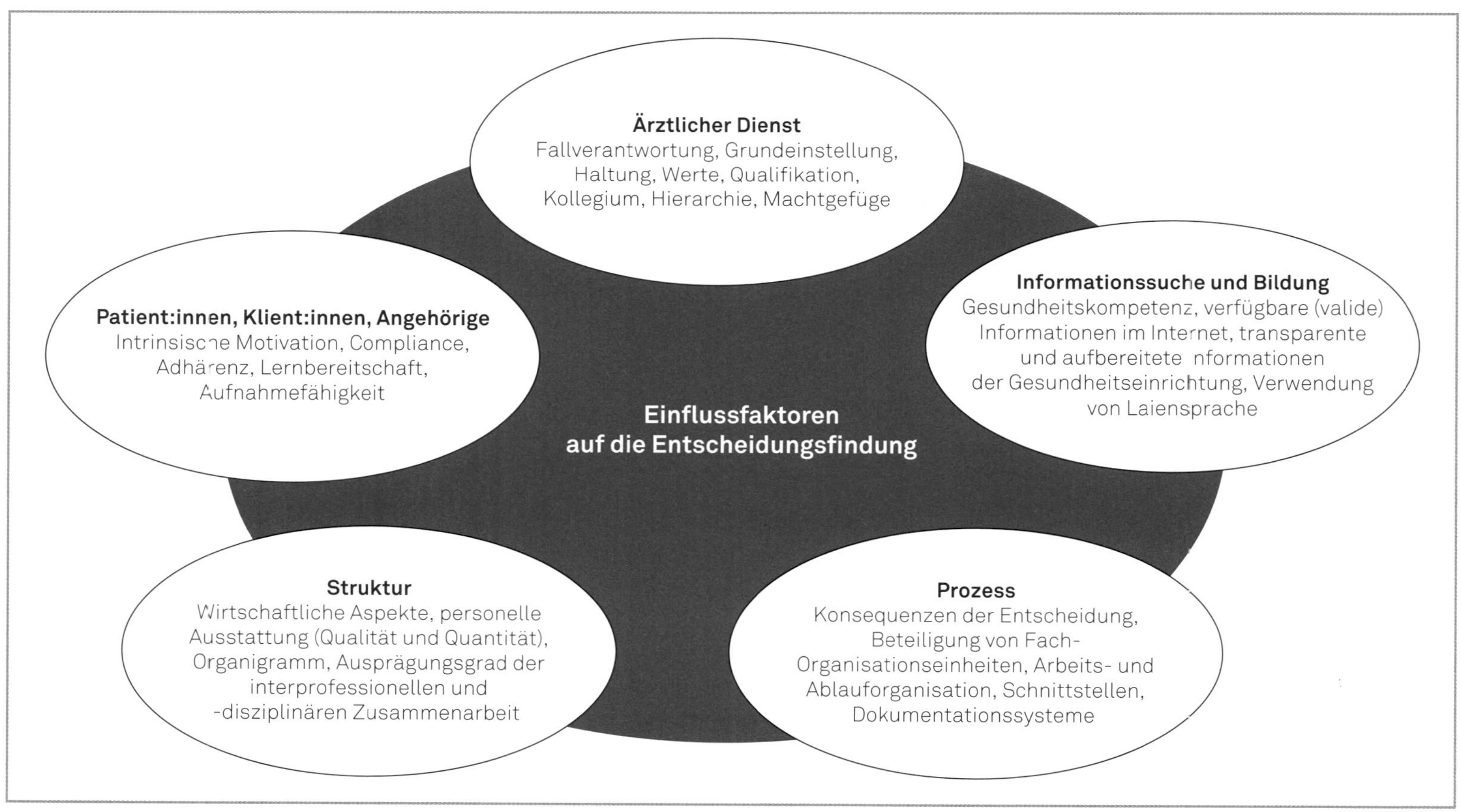

Abbildung 3-5: Clinical Reasoning

Synonym

CR, klinische Argumentation, klinische Schlussfolgerung oder klinische Beweisführung

Definition

Beim Clinical Reasoning handelt es sich um einen kontinuierlich ablaufenden Prozess von Denken, Handeln und Entscheiden. Es existieren verschiedene Übersetzungen für den deutschsprachigen Raum, so z. B. klinische Argumentation, klinische Schlussfolgerung oder klinische Beweisführung. Wichtig ist, dass „klinisch" nicht gleichbedeutend ist mit stationär (voll-, teilstationär), sondern per definitionem die kurative und rehabilitative Gesundheitsversorgung von Patientinnen und Patienten im ambulanten oder stationären Sektor ist.

Prinzip

Nach einem evidenzbasierten Standard (S. 166) werden die Befunde zusammengetragen und bewertet sowie darauf aufbauend ein Therapieziel mit der entsprechenden Maßnahmenplanung entwickelt.

Vorteil ist, dass sich bei standardmäßiger Anwendung des Verfahrens die Fähigkeit entwickelt und weiterentwickelt, die eigene (persönliche und berufsgruppenspezifische) Entscheidungsfindung kritisch zu hinterfragen. Über die kognitiven Prozesse hinaus basiert CR auf der Reflexion unbewusster Faktoren, z. B. die Wertvorstellungen, kulturelle Einflussfaktoren, Spiritualität und bestehende Grundfeste der Berufsgruppe (Eisberg-Modell, Johari-Fenster; Winkelmann & Rogalski, 2021).

Praxistipp

CR kann von der jeweiligen Fachkraft allein oder im mono- oder interprofessionell besetzten Team (S. 162–165) und auch gemeinsam mit dem Patienten durchgeführt werden. Findet das CR im interdisziplinär besetzten Team statt, spricht man auch vom Multigrade CR.

Behandlungsplanung – Behandlungstaktik

Befund	Behandlung
1. Nozireaktion heftig, ohne Schmerz	Gelenkmobilisation nach PIR (Anspannung mit mittlerer Kraft)
2. Nozireaktion mit Schmerz aus Muskelverspannung	Gelenkmobilisation nach PIR, Beginn nicht an der Barriere; Barriere erst einstellen, wenn durch PIR Verlängerung der Muskulatur erreicht
3. Gelenkfunktionsstörung Nozireaktion mit Schmerz aus Muskelverspannung mit Triggerpunkten	Triggerpunktbehandlung mittels PIR (Minimalkraft) vor Gelenkmobilisation, nach PIR oder repetitiv
4. Gelenkfunktionsstörung (1. und 2.) mit kurzer Anamnese (akut)	Gelenkmobilisation als Mittel der Wahl; Muskeltechniken unterstützend möglich
5. mit Muskelverspannung (1. bis 3.) mit längerer Anamnese (subakut)	Gelenkmobilisation als Mittel der Wahl; Muskeltechniken unterstützend nötig
6. Gelenkfunktionsstörung mit Triggerpunkten und Schmerz (2. bis 4.) mit längerer Anamnese (chronisch)	Muskeltechniken als Mittel der Wahl vor Gelenkmobilisation

Tabelle 3-3: Behandlungsplanung – Behandlungstaktik

Synonym

Therapieplanung, Therapieplan

Definition

Choreografie der therapeutischen Maßnahmen inkl. deren Dosierung, Dauer und Kombination auf der Basis im interdisziplinären Behandlungsteam (Winkelmann & Helmer-Denzel, 2021; Winkelmann & Görgner, 2023) gesicherten Befunden, abgeleiteten und mit Patient:in abgestimmten Therapiezielen..

Prinzip

Die Behandlungsplanung umfasst folgende Aspekte:

- Gelenkfunktionsstörungen ohne und mit Schmerzen mit unterschiedlicher Dauer und funktionellen Befunden
- Gelenk- und Muskelfunktionsstörungen als Verkettungsreaktion in Gelenkketten erfordert Mobilisation der Gelenke unter Einbeziehung der myofaszialen Strukturen (S. 62)
- Muskel- und Gelenkfunktionsstörung als Verkettungsreaktion in Muskelketten erfordert Muskelbehandlung unter Einbeziehung von Weichteil- und Gelenktechniken (S. 140)
- Reversibel strukturelle Verkürzung (RSV) durch Langzeitfehlbelastung der Einzelmuskel(n) z.B. nach Trauma erfordert Nachbehandlung der Gelenk- und Muskelfunktionsstörungen:
  - PIR der Verspannungsteile im verkürzten Muskel
  - Dehnung des Gesamtmuskels mit Maximalkraftanspannung
  - Sensomotorische Reintegration (PSF).
- Syndrome der Muskeldysbalance mit RSV und Hemmung. Gekreuzte Syndrome und Etagensyndrom erfordern nach Behandlung der Gelenk- und Muskelfunktionsstörungen Postisometrische Relaxation (PIR-Technik, S. 142) der Verspannungen:
  - Dehnung der RSV - Sensomotorische Reintegration (PSF)
  - Fazilitation der reflektorisch gehemmten Muskeln
  - Empfehlungen zum Lebensstil (S. 132).
- Rezidivierende Gelenk- und Muskelfunktionsstörungen als Ausdruck zentraler Steuerungsstörungen – Stereotype-Störungen (S. 66):
  - Relaxation schmerzhafter Muskelfunktionsstörungen
  - Mobilisation von Funktionsstörungen der „Schlüsselregionen“ (S. 56)
  - Moderate Dehnung der symmetrisch reversibel verkürzten Muskeln
  - Früher Beginn der Aktivierung des sensomotorischen Regelkreises (S. 36)
  - Fazilitation reflektorisch gehemmter Muskeln Verstärkung des sensomotorischen Trainings
  - Stereotype-Schulung, Automatisierung einer ökonomischen Stereotype.

Praxistipp

Zuerst wird anhand von ärztlicher Diagnose (S. 116), Anamnese (S. 80) und aktuellem Befund eine Arbeitsdiagnose gestellt. Danach werden entsprechende Behandlungstechniken angewendet.

Aufklärungsgespräch zur Manuellen Therapie

Ihre Angaben hierzu sind für das Behandlerteam von großer Wichtigkeit und Grundlage für das Aufnahmegespräch. Bitte lassen Sie die Antworten offen, zu denen Sie ein Gespräch wünschen.

Die Manuelle Therapie ist bei bestimmten Erkrankungen/Symptomen/Befunden nicht angezeigt. Bitte kreuzen Sie an, ob diese auf Sie zutreffen.

Lfd. Nr.	Erkrankung/Symptom	Ja	nein
1	Fieberhafte Allgemeinerkrankungen	☐	☐
2	Frische Erkrankungen der Gelenke/ Wirbelsäule)	☐	☐
3	Tumoren	☐	☐
4	Fortschreitende/ sich verschlimmernde Krankheiten oder Krankheitsverläufe	☐	☐
5	Frische Traumen (z. B. Stoß, Umknicken) mit strukturellen Gelenkverletzungen (Bänderriss, Dehnung usw.)	☐	☐
6	Operativ/ konservativ (z. B. Gips) versorgte Knochenbrüche	☐	☐
7	Überbeweglichkeit	☐	☐
8	Osteoporose	☐	☐
9	Schmerzzunahme	☐	☐

Tabelle 3-4: Aufklärungsgespräch zur Manuellen Therapie: Erkrankung/Symptom

Manchmal ist vor der Manuellen Therapie eine radiologische Untersuchung erforderlich. Bitte kreuzen Sie an, ob bei Ihnen eine/mehrere der folgenden Untersuchungen durchgeführt wurden.

Lfd. Nr.	Untersuchung	ja	nein
1	Röntgenuntersuchung	☐	☐
2	Computertomographie	☐	☐
3	Kernspinthomographie	☐	☐

Tabelle 3-5: Aufklärungsgespräch zur Manuellen Therapie: Apparative Untersuchung

Definition

Zur Qualitätssicherung der Behandlung und weitestgehenden Einbeziehung des Patienten in die Entscheidungen ist die Patienteninformation essenziell. Dazu zählt im Speziellen die Aufklärung über die Ziele, Inhalte und möglichen Nebenwirkungen der Manuellen Therapie.

Prinzip

Der Patient erhält nachfolgende Informationen zur Manuellen Therapie, die für ihn aufbereitet wurden, insbesondere durch Wortwahl (i.d.R. nicht Fachsprache, siehe Winkelmann & Helmer-Denzel, 2022), Pausen, Verständnisquittung:

- *Mobilisation*: Bewegungen und Lagerungen, die langsam an die Spannung des Bewegungsendes des Gelenks herangeführt werden. Sie überschreiten diese Bewegungsgrenze nie, sondern weiten sie langsam aus. Allen Mobilisationstechniken ist die vorwiegende mechanische Wirkung am Gelenk gemeinsam (S. 140).
- *Weichteiltechniken*: Um einen Rückfall (Rezidiv) zu vermeiden, ist es erforderlich, nach den Ursachen der Funktionsstörung zu suchen (S. 102).
- Ungünstiges Bewegungsverhalten, einseitiges Verhalten, Fehlverhalten, z.B. im Haushalt, im Alltag, im Sport, am Arbeitsplatz oder im Auto, müssen erkannt und verändert werden (S. 180).
- Störungen im Bewegungsverhalten fordern eingehende Untersuchung (S. 48).
- Abweichungen/Ungleichgewicht (Dysbalancen) in der Muskelspannung (Tonus) bestimmter Muskelgruppen sind häufig.

Daraus ergeben sich das Ziel und die Inhalte der Therapie:

- „Abgeschwächte" Muskelgruppen, die in ihrem Tonus und ihrer Funktion nicht voll einsatzbereit sind, d.h. einer funktionellen Hemmung unterliegen, müssen gekräftigt werden.
- „Verkürzte" Muskeln, deren Tonus zu stark ist, und die funktionell dominieren, werden entspannt. Bei der Behandlung von Dysbalancen gilt: 1. die „verkürzten" Muskeln zu dehnen, 2. die zu „schwachen" Muskelgruppen zu trainieren und optimale Bewegungsmuster (Bewegungsstereotype) einzuschleifen.

Kontraindikationen: Eine Kontraindikation (S. 120) ist die Schmerzhaftigkeit bei der Untersuchung und bei der Mobilisation des Gelenkspiels. Dies erfordert die aktive Mitarbeit des Patienten, d.h., der Patient soll die während der Behandlung zunehmenden Beschwerden dem Therapeuten anzeigen und keinesfalls aushalten.

Praxistipp

Formulierungsvorschlag: „Bitte fragen Sie uns, wenn Sie etwas nicht verstanden haben, oder wenn Sie mehr über die Behandlungstechnik erfahren wollen. Wir geben Ihnen gern Auskunft im Aufklärungsgespräch und darüber hinaus. Bitte fragen Sie uns nach allem, was Ihnen wichtig erscheint und eventuell während der Manuellen Therapie auffällt. Ihre Fragen können uns wichtige Hinweise auf mögliche Ursachen geben oder zur Dosierung."

Aufklärung zur körperlichen Aktivität

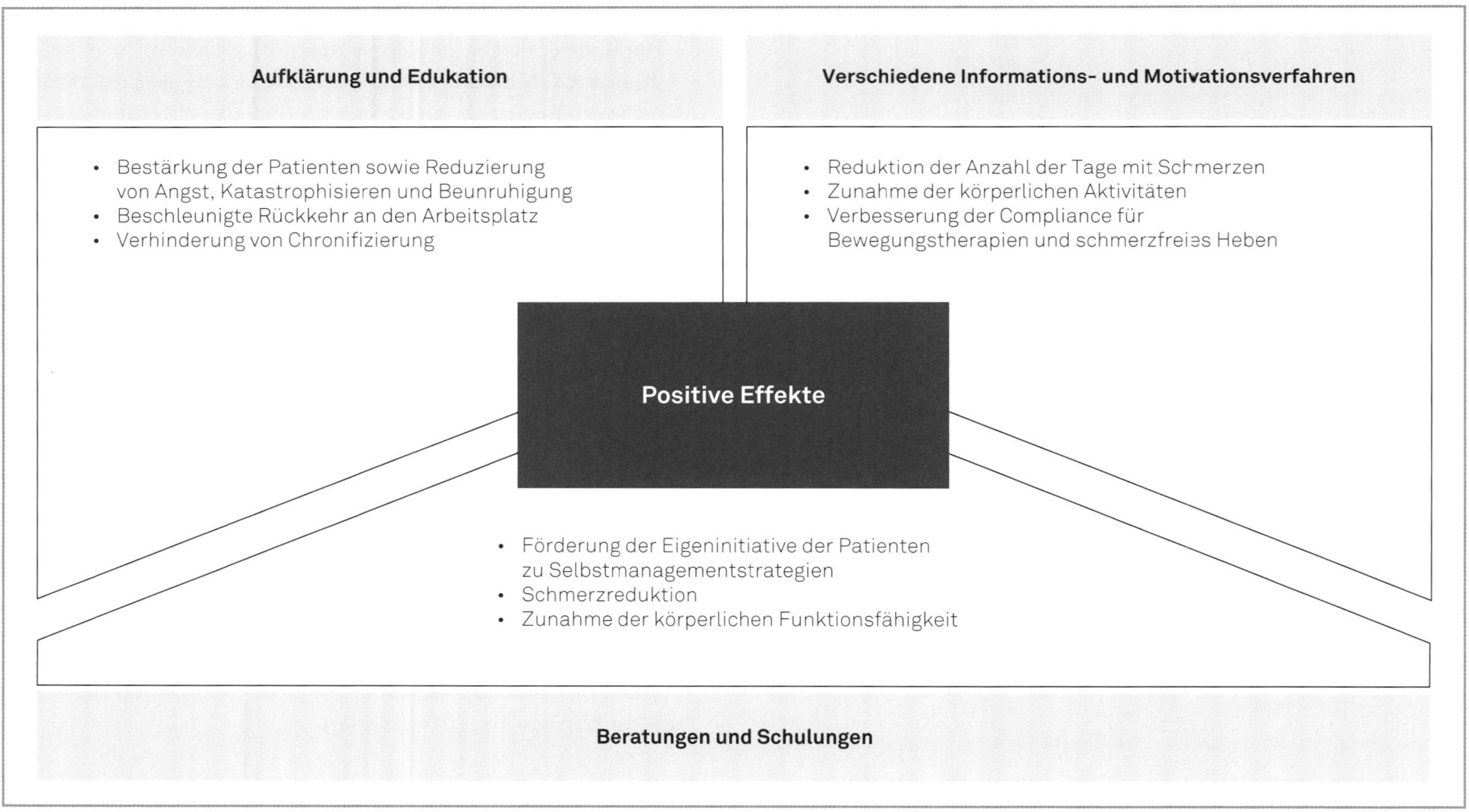

Abbildung 3-6: Aufklärung zur körperlichen Aktivität

Synonym

Patientenedukation, Patientenschulung

Definition

Teilaspekt der Edukation, bei dem der Patient mit pädagogischen Methoden informiert, beraten, geschult und begleitet wird.

Prinzip

Die Patientenedukation (Winkelmann & Görgner, 2023) umfasst patientenorientiert (individuell angepasst) aufbereitete Informationen zu:

- adäquate Symptomkontrolle, um tägliche Aktivitäten schnellstmöglich aufzunehmen,
- Prävention einer Chronifizierung (S. 38),
- Vermeidung von diagnostischen, möglicherweise Schmerz unterhaltenden Maßnahmen ohne therapeutische Konsequenzen,
- Vermeidung des Risikos einer iatrogenen Fixierung,
- Förderung eines bio-psycho-sozialen Krankheitsverständnisses,
- kontinuierliche Aufklärung und Motivation zu gesunder Lebensführung, inkl. regelmäßiger körperlicher Bewegung,
- Aufklärung und Beratung bei Beschwerdebildveränderungen,
- Verständigung auf ein gemeinsames Gesundheitsmodell und Förderung der aktiven Mitarbeit des Patienten,
- Verhinderung von schädigendem Krankheitsverhalten,
- Einschränkung medizinischer Verfahren, die Patient in passive Rolle drängen und Problem dadurch eher verstärken,
- Abwägung apparativer Diagnostik, da Gefahr der Überbewertung vermeintlich pathologischer Befunde besteht,
- frühzeitige leitlinienorientierte Therapiestrategie, umfassende Aufklärung auch zu Psychotherapie,
- Beratung über sozialmedizinische Auswirkungen der Erkrankung unter Berücksichtigung der Arbeitssituation,
- Erhaltung bzw. Wiederherstellung der Teilhabe, der Arbeits- und Erwerbsfähigkeit und/oder Vermeidung bzw. Verminderung von Behinderung oder Pflegebedürftigkeit.

Praxistipp

Aspekte zur Motivation und Verankerung eines körperlich aktiven Lebensstils:

- Aufklärung über die grundsätzliche Unbedenklichkeit körperlicher Aktivität, über leistungsangepasste Dosierung körperlicher Aktivität und Regeln zur Dosissteigerung, über Verbesserung der Kraft und Ausdauer
- Bedeutung der regelmäßigen Aktivität (mindestens zweimal pro Woche mehr als 15 Minuten) für den Trainingseffekt
- Hinweis auf persönliche Präferenzen bei Wahl der Aktivitäten
- Bedeutung wiederholter kurzer Erholungspausen im Alltag sowie Balance zwischen Be- und Entlastung
- Zieldefinition: Leistungssteigerung ohne Schmerzverstärkung, nicht Beseitigung der Schmerzen.

4 Durchführung und Intervention

Das Spezifikum aller manualtherapeutischen Konzepte ist der vornehmliche Einsatz der Hände zum Palpieren sowie für gezielte Grifftechniken im Rahmen der Untersuchung und Therapie. Kern der Manuellen Therapie ist es, die Efferenzen durch Beseitigung der segmentalen Störung zu beeinflussen. Die damit einhergehende Schmerzhemmung soll die Nozizeption und damit verbunden auch die Nozireaktion sowie Dysfunktion auf der Ebene der Segmente des Rückenmarks reduzieren oder aufheben bzw. auflösen (s. Kap. 1).

Nachdem die Auswertung der ggf. aus den verschiedenen, disziplinären Perspektiven erhobenen Befunde (s. Kap. 2) abgeschlossen, die Arbeitshypothese gestellt und das Therapieziel gemeinsam mit dem Patienten und im Team vereinbart wurde (s. Kap. 3), werden die geeigneten konkreten Therapiemaßnahmen durchgeführt (s. **Abbildung 4-0**). Der Begriff „geeignet" meint hier, dass es sich um Maßnahmen handeln soll, die am besten zur Therapiezielerreichung beitragen. Dabei stehen für die Manuelle Therapie unterschiedliche Techniken zur Verfügung. Keine dieser Techniken, z.B. Mobilisation (S. 140), neuromuskuläre Techniken (S. 142), Manipulation (S. 144), ist überlegen, sondern wird von der qualifizierten Physiotherapeutin bzw. dem qualifizierten Physiotherapeuten in Kenntnis der Wirkmechanismen (s. Kap. 1), der Evidenzlage (s. Kap. 5), der individuellen Erfahrungen und Reaktionen der Patienten eingesetzt. Hier wiederum nehmen deren bio-psycho-soziale Befindlichkeiten (s. Kap. 2) großen Einfluss und es verdeutlicht nochmals die Komplexität.

Im Hinblick darauf, sind für das Erreichen des Therapieziels (s. Kap. 5) neben der manuellen Technik ein sinnvoller Mix und die Dosis individuell zusammengestellter Selbstübungen (S. 153), Medizinischer Trainingstherapie (S. 146) und möglicher Begleittherapie (S. 148) entscheidend.

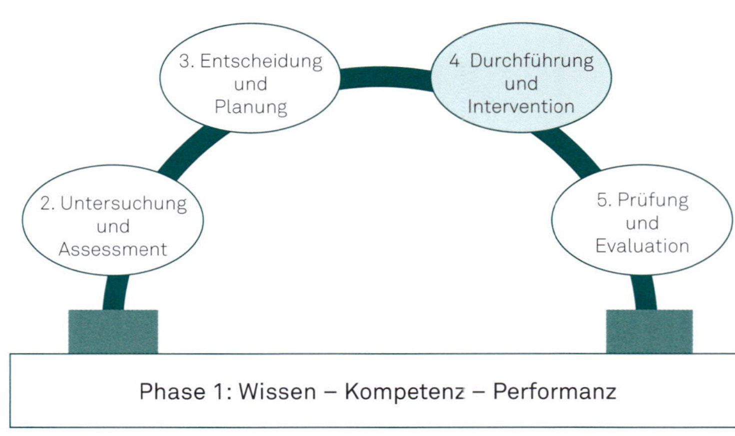

Abbildung 4-0: Grundlegender Gesundheitsversorgungsprozess

4.1 Übersicht der Instrumente

Manualtherapeutische Prinzipien

Checkliste manualtherapeutischer Prinzipien

Prinzip	Check
Die Behandlung wird immer im schmerzfreien Bereich ausgeführt.	☐
Vor der Behandlung ist der Patient über die Art der Behandlung aufgeklärt.	☐
Zur Behandlung wird der Patient auch darüber aufgeklärt, wie er selbst den Heilungsprozess unterstützen kann.	☐
Der Patient ist Teil des Teams und kann die Ursachen der Entstehung seiner Beschwerden vermeiden helfen.	☐

Tabelle 4-1: Manualtherapeutische Prinzipien

Synonym

Behandlungsprinzipien, Grundsätze der manualtherapeutischen Herangehensweise

Definition

Für das grundlegende Verständnis manueller Behandlungstechniken gilt, dass sämtliche in das pathologische Geschehen einbezogene Gewebe in die Untersuchung und Behandlung aufgenommen werden. Aus funktioneller Sicht stehen die folgenden Systeme im Mittelpunkt:

- *Bewegtes Element*: gelenkige Strukturen (artikuläres System)
- *Bewegendes Element*: Muskulatur und Faszie (myofasziales System)
- *Steuerndes Element*: Zentralnervensystem (neurofasziales System).

Prinzip

1. Ärztliche Differenzialdiagnostik (S. 116)
2. Ausschluss von Kontraindikationen (S. 120)
3. Indikation (S. 118) zur Anwendung eines manuellen Therapieverfahrens
4. Es stehen die verschiedenen Behandlungstechniken zur Verfügung:
   - Mobilisation (S. 140)
   - Manipulation (S. 144) (an der Halswirbelsäule i. d. R Ärztinnen und Ärzten vorbehalten)
   - Neuromuskuläre Techniken (S. 142)
   - Weichteiltechniken
   - Positionierungstechniken
   - Entspannungstechniken
   - Triggerpunktbehandlung (S. 143).

Praxistipp

Im englischen Sprachgebrauch werden Mobilisation und Manipulation nicht analog zur deutschen Verwendung unterschieden. Eine Ergänzung durch physikalische Maßnahmen und Medizinische Trainingstherapie (S. 146) ist i. d. R. sinnvoll. Immer sollte die gemeinsame, aktive Erarbeitung (S. 132) weniger ausgewählter Selbstübungen (S. 152) erfolgen. Die Eigenverantwortung, intrinsische Motivation und Gesundheitskompetenz des Patienten (S. 150) spielen im Rahmen der Therapieplanung (S. 128) und -durchführung eine zentrale Rolle.

Besonders bei chronischen Schmerzen stellt die Manuelle Therapie ein therapeutisches Verfahren im Gesamtkontext einer interdisziplinären multimodalen Behandlung dar (Winkelmann & Görgner, 2023).

Mobilisation

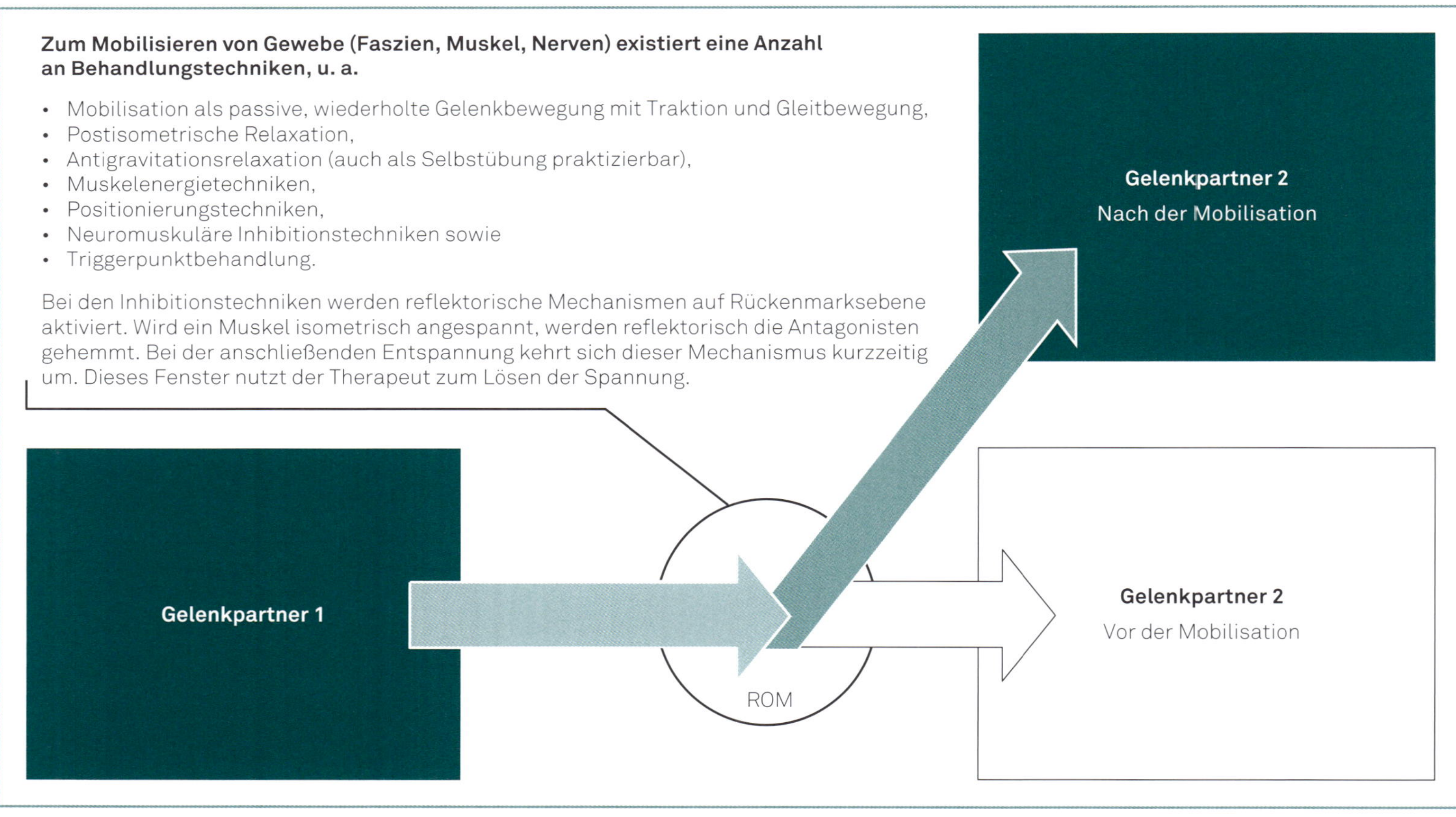

Abbildung 4-1: Mobilisation

Synonym

Gelenkmobilisation, Weichteiltechnik, Gelenkbehandlung ohne Impuls

Definition

Die Mobilisation gehört zu den grundlegenden Behandlungstechniken der Manuellen Therapie und osteopathischen Therapie. Die Mobilisation beschreibt meist eine Gelenkbehandlung (ohne Impuls). Sie kann aber auch als unspezifischer Begriff für Techniken stehen, die auf Weichteilgewebe gerichtete sind. Man spricht daher auch von Weichteiltechnik. Eine Mobilisation setzt sich zusammen aus:

- passiven, wiederholten Gelenkbewegungen,
- Traktionen,
- und/oder Gleitbewegungen,
- mit relativ wenig Kraftaufwand durch den Therapeuten,
- mit geringer Geschwindigkeit und
- zunehmender Amplitude.

Prinzip

Ziel ist die Wiederherstellung der Beweglichkeit zwischen den Gelenkpartnern in einem peripheren Gelenk oder an der Wirbelsäule. Die Wirkung ist ähnlich der Manipulation, die Methode aber zeitaufwendiger.

Bei der Mobilisation von Geweben werden sogenannte Verklebungen, Steifigkeiten, Verhärtungen aufgelöst. Damit werden Behinderungen der Gewebsflüssigkeit (z. B. Lymphe) und der Blutversorgung und -entsorgung beseitigt.

Zur Ausführung:

1. Langsames passives Bewegen des Gelenkpartners durch den Therapeuten (3 bis 10 Sekunden) in die schmerzfreie Richtung
2. Mehrere Wiederholungen (neuromuskuläre Techniken, S. 142).

Praxistipp

Die Mobilisation lässt sich direkt aus der Untersuchung heraus durchführen. Häufig bleibt die Grifftechnik hierzu unverändert.

Im englischen Sprachgebrauch werden die Begriffe Mobilisation und Manipulation häufig synonym verwendet. Sowohl die Manipulation als auch die Mobilisation erfordern ein hohes Niveau an theoretischen Kenntnissen und praktischer Erfahrung (Weiterbildung (S. 28), Palpation (S. 76)).

Allen Verfahren gemeinsam sind die Reaktion des myofaszialen Systems (S. 62) auf eine Muskelanspannung und die folgende reflektorische Veränderung des muskulären Systems (S. 46). Die motorische Antwort des myofaszialen Systems einschließlich der gelenkigen Strukturen und der mitbetroffenen Gewebe wird therapeutisch genutzt.

Neuromuskuläre Techniken

MET

1. Patient spannt mit der dem Befund entsprechenden Kraft gegen den Führungsdruck des Behandlers an.

   Die Anspannung erfolgt isometrisch, d.h., der Behandler soll nicht vom Patienten weggedrückt werden.

2. Am zu relaxierenden Muskel kann eine minimale Anspannung getastet werden. Sie entsteht immer zuerst am verspannten Muskelbündel. Soll die Relaxation der Mobilisationsvorbereitung dienen, drückt der Patient mit geringer Kraft entgegengesetzt zur Richtung der artikulären Funktionsstörung.

   Bei einer gestörten Rechtsrotation spannt er also in die Linksrotationsrichtung an.

3. Nach 5 bis 7 Sekunden Anspannung fordert der Behandler den Patienten auf, die Spannung zu lösen und bewusst zu entspannen.

4. Erst nachdem der Behandler die Entspannung tastet, führt er das gestörte Bewegungssegment – zumeist passiv – in die gestörte Richtung weiter bis an die neue Endespannung. Dort wartet er ein weiteres Nachgeben der Spannung ab.

5. Die so erreichte Stellung und geringe Spannung werden für die nächste Anspannung durch den Patienten beibehalten.

   Bei dieser Methode ist es erforderlich, dass der Patient erst über Richtung und Minimalkraft unterwiesen werden muss. Das erfordert für manche Patienten etwas Zeit.

6. Soll der Maximalpunkt im Muskel gelöscht werden, sind Spannung und Entspannung abwechselnd zu wiederholen. Der Anspannungsphase mit 5 bis 7 Sekunden Haltezeit folgt eine Entspannungsphase von etwa doppelter Zeitdauer.

Abbildung 4-2: Neuromuskuläre Techniken

Synonym

Neuromuskuläre Therapie, NMT, direkte Techniken

Definition

Sowohl die Manuelle Therapie als auch die osteopathische Therapie nutzen für den therapeutischen Zugang neuromuskuläre Techniken. Dazu gehören verschiedene Verfahren, welche auch als direkte Techniken bezeichnet werden. Grundsätzlich wird bei all diesen Techniken als Ausgangsposition die pathologische Barriere (Endegefühl) bei der Einstellung des Segments genutzt. Die Basis bildet dabei die reziproke Hemmung bzw. die postisometrische Entspannung nach therapeutischem Impuls.

Prinzip

Es werden folgende Techniken unterschieden:

- Muskelenergietechniken (MET)
- Postisometrische Relaxation (PIR)
- Sonderform der PIR: Antigravitationsrelaxation (AGR).

Unter dem Sammelbegriff „muscle energy techniques“ (MET) wurden auch postisometrische Relaxationstechniken zur Wiederherstellung eingeschränkter Beweglichkeit entwickelt und zur Mobilisation (S. 140) artikulärer Funktionsstörungen angepasst. Diese Techniken eignen sich auch für das Löschen des myofaszialen (Triggerpunkt-) Schmerzes (S. 50).

Der Begriff postisometrische Relaxation (PIR) weist auf die Muskelrelaxation hin, die einer aktiven isometrischen Anspannung eines Muskels folgt. Dazu müssen die Gelenkpartner entsprechend manuell durch den Therapeuten fixiert werden (Widerstand). Anschließend erfolgt ein entsprechender Auftrag an den Patienten zur dosierten Anspannung der Muskulatur gegen den Widerstand des Therapeuten. PIR ist auf die sogenannte reflektorische antagonistische Hemmung auf spinaler Ebene zurückzuführen. Die Anspannung kann mit minimalen bis zu maximalen Kräften erfolgen. In der Praxis wird mit der Bezeichnung postisometrische Relaxation häufig die länger andauernde aktive Anspannung mit geringer Kraft verbunden. Die PIR dient neben der isolierten Relaxation verspannter Muskelbündel vor allem der Vorbereitung zur Mobilisation.

Eine Sonderform der PIR ist die Antigravitationsrelaxation (AGR). Sie ist einfacher dosierbar, weil die Schwerkraft als Fixierung (Gegenhalt) bei der Anspannung immer den gleichen Widerstand leistet. Damit verbunden ist auch, dass der Patient vom Therapeuten unabhängig ist und sich die AGR besonders für Selbstübungen (S. 153) zur Muskelrelaxation eignet.

Praxistipp

Neben den bereits genannten direkten Verfahren kennt die Manuelle Therapie auch indirekte Verfahren. Dazu zählen beispielsweise die Neutralpunkttechnik nach Johnston und Friedman (1994) und Positionierungstechniken nach dem Strain-Counterstrain-Prinzip nach Jones (2005). Diese Verfahren nutzen eine Reduktion des nozizeptiven Inputs im Segment.

Manipulation

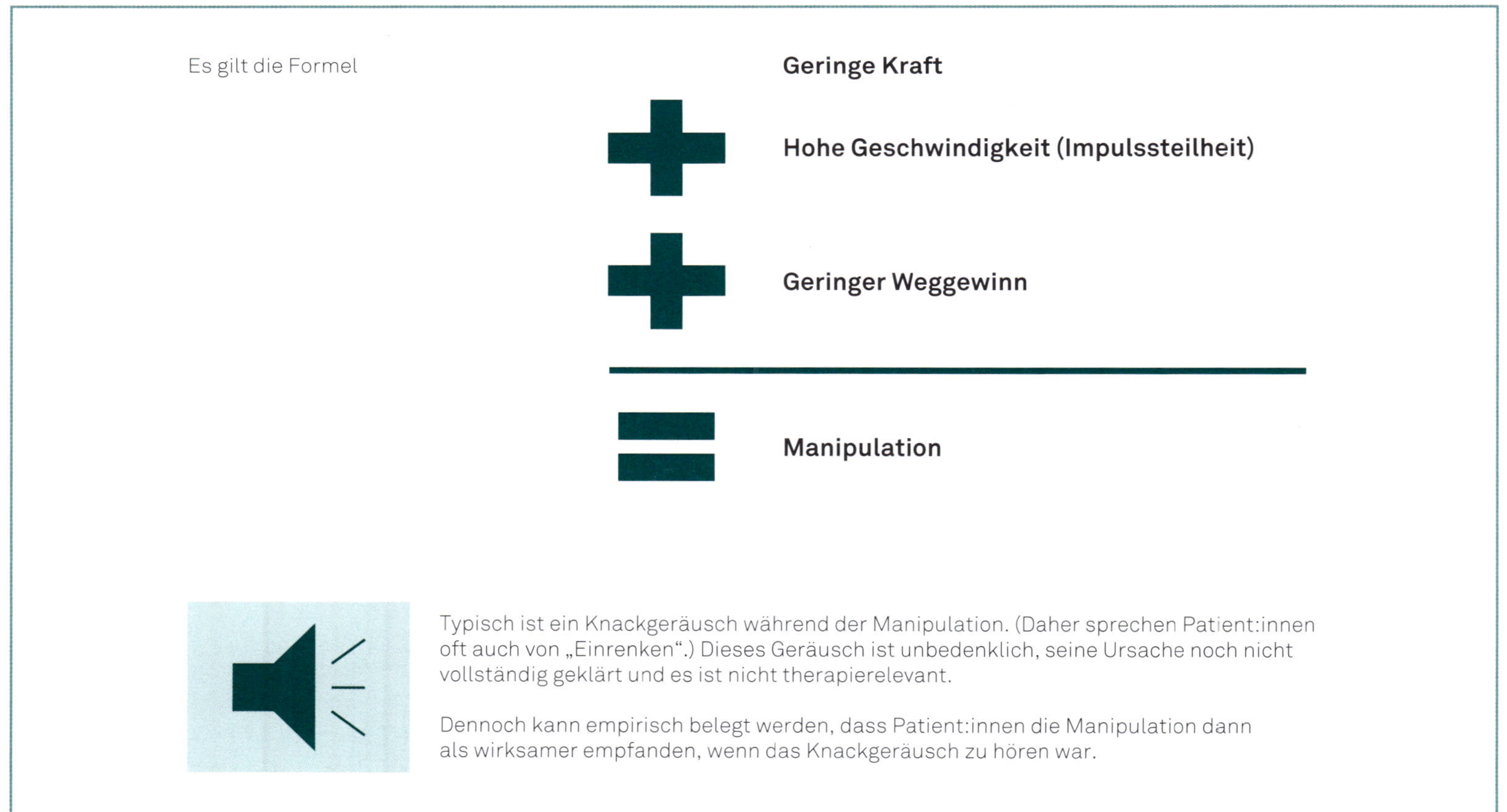

Abbildung 4-3: Manipulation

Synonym

HVLA-Technik, High Velocity Low Amplitude Technique, Mobilisation mit Impuls, Thrust- oder Impulstechnik

Definition

Sowohl die Manipulation als auch die Mobilisation sind die bedeutendsten Behandlungstechniken der Manuellen Medizin (S. 18) und Osteopathie respektive der Manuellen Therapie und osteopathischen Therapie. In den USA bedeutet „manipulation" jegliche manuelle therapeutische Handlung am Patienten. Der in Europa gebräuchliche Terminus „Manipulation" entspricht der HVLA-Technik (High Velocity Low Amplitude) der osteopathischen Terminologie der USA. Die HVLA-Technik ist gerichtet auf die Gelenke der Wirbelsäule („Spinal Manipulation") oder auf die Extremitätengelenke.

Prinzip

Die manuellen Behandlungstechniken sind auf die Beseitigung von Funktionsstörungen (S. 52) im Bewegungssystem gerichtet. Einzelne Methoden können dabei vordergründig auf Muskeln, Gelenke, Faszien, Nerven oder auf die motorischen Kontrollfunktionen gerichtet sein.

Ausführung

- Manipulationsausgangsstellung durch das schmerzfreie Einstellen des Wirbelsäulensegments oder des Extremitätengelenkes.
- Kontrolle der exakten Lagerung und Positionierung des Patienten.
- Vor der eigentlichen Manipulation an der Wirbelsäule oder des Extremitätengelenkes wird eine diagnostische Probemobilisation mit geringerem Impuls durchgeführt.
- Ist die diagnostische Probemobilisation nicht schmerzhaft, erfolgt die Manipulation.

Praxistipp

Eine Manipulationsbehandlung ist in jedem Falle aufklärungspflichtig (S. 130).

Bei schmerzhafter Probemobilisation ist die Manipulation zu unterlassen und neu zu diagnostizieren (Sanduhr, S. 115). Das Ergebnis der Manipulation ist zu dokumentieren (S. 176). Manipulationen an der Halswirbelsäule sind i. d. R. Ärzten und Ärztinnen überlassen. Eine rund 24 Stunden anhaltende Verschlechterung der Beschwerdesymptomatik nach der Behandlung ist als physiologische Reaktion auf den Reiz möglich.

Sowohl die Manipulation als auch die Mobilisation erfordern ein hohes Niveau an theoretischen Kenntnissen und praktischer Erfahrung (Weiterbildung, S. 28; Palpation, S. 76).

Medizinische Trainingstherapie

Checkliste für die Medizinische Trainingstherapie

Regel	Check
Training setzt Untersuchung voraus und wird bei Unwohlsein des Patienten (Müdigkeit, Erkältung, belastende Untersuchung usw.) ausgesetzt	
Gelenkbehandlung vor Therapie des verkürzten Muskels	
Therapie des verkürzten Antagonisten vor der Kräftigung des abgeschwächten Agonisten	
Initial Kräftigung des abgeschwächten und/oder schmerzhaften Muskels aus ungedehnter Stellung → in der Progression aus gedehnter Stellung	
Einüben einzelner Bewegungsabläufe vor Ausführung komplexer Bewegungsabläufe	
Medizinische Trainingstherapie muss schmerzfrei sein; „Muskelkater" ist gesondert zu betrachten	

Abbildung 4-4: Medizinische Trainingstherapie

Synonym

MTT, medizinisches Training, Gerätetraining, gerätegestütztes Training

Definition

Die Medizinische Trainingstherapie (Winkelmann & Görgner, 2023) ist ein aktives gerätegestütztes Behandlungsverfahren im Rahmen der Manuellen Therapie. Als Basis für die personalisierten Trainingstherapiekonzepte steht die begleitende, intensive Funktionsuntersuchung der betroffenen Areale im Mittelpunkt.

Prinzip

Zum Zwecke der Leistungssteigerung mit morphologischen und funktionellen Adaptationen werden systematische Wiederholung gezielter überschwelliger Muskelbeanspruchungen durchgeführt. Es gelten die physiologischen Prinzipien eines sportlichen Trainings. Sie müssen für den erkrankten Organismus angepasst und modifiziert werden. Nur durch eine überschwellige Beanspruchung sind im Trainingsprozess die gewünschten (insbesondere morphologischen) Anpassungen (Adaptation, S. 42) zu erzielen. Die konditionellen Fähigkeiten der Kraftausdauer, der aeroben globalen Ausdauer und der Beweglichkeit (S. 88) stehen dabei im Mittelpunkt der manualtherapeutischen Zielstellung, Behandlungsplanung und Intervention.

Ist die diagnostizierte Funktionsstörung ursächlich und/oder ein Begleitsymptom einer muskuloskelettalen oder viszeralen Dysfunktion, bewirkt die Manuelle Therapie beim Patienten das Aufheben nozizeptorischer Afferenzen (S. 40). Der Patient kann sogar beschwerdefrei werden, obwohl die ursächlich mechanischen oder reflektorischen Störungen noch unterschwellig fortbestehen. Ein Dauererfolg setzt jedoch zwingend das Beheben der Störungsursache voraus. Zur Gesamtrehabilitation gehören Koordinations-, Ausdauer- und Krafttraining sowie die verhältnis-, verhaltens- und systembezogene Prävention und Gesundheitsförderung in den verschiedenen Lebenswelten (z. B. Arbeitsplatz, Ernährungsgewohnheiten, Freizeitgestaltung, familiäre Situation, Milieu). Die Mitwirkung des Patienten und das verstärkte Einbeziehen aktiver Maßnahmen in den Rehabilitationsprozess sind deshalb unabdingbar.

Praxistipp

Neben den konditionellen Fähigkeiten gilt es, eine individuelle und berufsspezifische Auswahl an koordinativen Fähigkeiten zu entwickeln.

Begleitet wird die Medizinische Trainingstherapie von leistungsdiagnostischen Funktionsuntersuchungen (z. B. Isokinetik zur Bestimmung der Kraftfähigkeit, Ergometrie zur Untersuchung der Belastbarkeit des kardiopulmonalen Systems).

Neben den genannten Inhalten Muskeltraining (Kraft, Ausdauer) und Koordination (Automatisierung von Bewegungen) liegt der Fokus auf dem Gelenktraining im Sinne der Autostabilisation sowie auf einem engen Bezug zu den Aktivitäten des täglichen Lebens (z. B. rückengerechter Transfer) aufgrund der alltags-, berufs- und freizeitspezifischen Ausrichtung der Medizinischen Trainingstherapie.

Begleittherapie

Heilmittel gemäß Heilmittelrichtlinien-Katalog (Heilmittelkatalog)

a. Vorrangige(s) Heilmittel
Hier ist eine Auswahl aus den der jeweiligen Diagnosegruppe zugeordneten vorrangigen Heilmitteln indikationsbezogen vorzunehmen.

Hinweis: Sind gemäß Heilmittelkatalog mehrere vorrangige Heilmittel erlaubt, können bis zu drei verschiedene vorrangige Heilmittel gleichzeitig verordnet werden.

Achtung: Die Höchstmenge je Verordnung wird allerdings dann auf die ausgewählten Heilmittel aufgeteilt.

b. Ergänzendes Heilmittel
Zudem kann maximal ein ergänzendes Heilmittel gewählt werden, wenn der Heilmittelkatalog dies vorsieht.
Die Auswahl ist aus den vorgegebenen, ergänzenden Heilmitteln zu treffen.

Achtung: Die maximale Verordnungsmenge für ergänzende Heilmittel richtet sich nach dem vorrangigen Heilmittel bzw. der Summe der verordneten Behandlungseinheiten der vorrangigen Heilmittel. Sie darf nicht höher sein.

Anzahl der Behandlungseinheiten
Für jede Diagnosegruppe ist eine Höchstmenge an Behandlungseinheiten je Verordnung definiert.

Synonym

Unterstützende Therapie, ergänzende Therapie, komplementäre Therapie, adjuvante Therapie

Definition

Therapieform zusätzlich zur ursachenbezogenen, gezielten Therapie, um einen Heilungsprozess zu unterstützen und schnellstmöglich voranzubringen.

Prinzip

Ziele der Begleittherapie sind, die Wirkung der eigentlichen (hauptsächlich oder vorrangig) Manuellen Therapie zu verstärken und den Heilungsprozess zu unterstützen. Damit soll der Patient schließlich seine Selbstständigkeit, Teilhabe (Beruf, Familie, Freizeit) und Lebensqualität erhalten können. Begleittherapien sind nicht-medikamentöse und medikamentöse Therapien, wie:

Aktive und passive Übungs- und Bewegungstherapieformen (auch Krankengymnastik): Sie dienen dazu, die Muskeln zu stabilisieren, die Beweglichkeit zu verbessern und den Körper zu entspannen, z. B.:

- Schulung der Körperwahrnehmung
- Medizinische Trainingstherapie
- Qi Gong
- Perfetti
- Entspannungstherapie
- Schröpftherapie
- Taping.

Elektrotherapie: Elektrische Impulse lindern Schmerzen, fördern Durchblutung und Muskelaktivität.

Wärme- oder Kältetherapie: Schmerzen können durch thermische Reize gelindert, Entzündungen reduziert und die Durchblutung gefördert werden.

Massage: Sie kann beitragen, Verspannungen zu lösen, Durchblutung zu verbessern und Entspannung zu fördern. Reflexzonentherapie (Bindegewebe-, Segment-, Periostmassage) hat neben klassischer Massage den Vorrang.

Akupunktur: An definierten Körperstellen platzierte Nadeln fördern Schmerzlinderung und körpereigene Heilung.

Neuraltherapie (Winkelmann & Görgner, 2023):

- Infiltration von Triggerpunkten (S. 50),
- Narbenbehandlung,
- Behandlung von Nervenaustrittspunkten,
- Injektion an Ganglien und Spinalwurzeln.

Praxistipp

Zur Interpretation der Befunde und Therapiewirksamkeit sollten alle therapeutischen Interventionen des Patienten bekannt sein. Begleittherapie sollte immer mit ärztlichem Dienst und/oder im interdisziplinären Team (Winkelmann & Helmer-Denzel, 2021; Winkelmann & Görgner, 2023) abgestimmt werden. Das betrifft auch mögliche Aktivitäten im Beruf, Familie, Freizeit, um z. B. eine Schmerzverstärkung einordnen zu können.

Neuroscience Patient Education

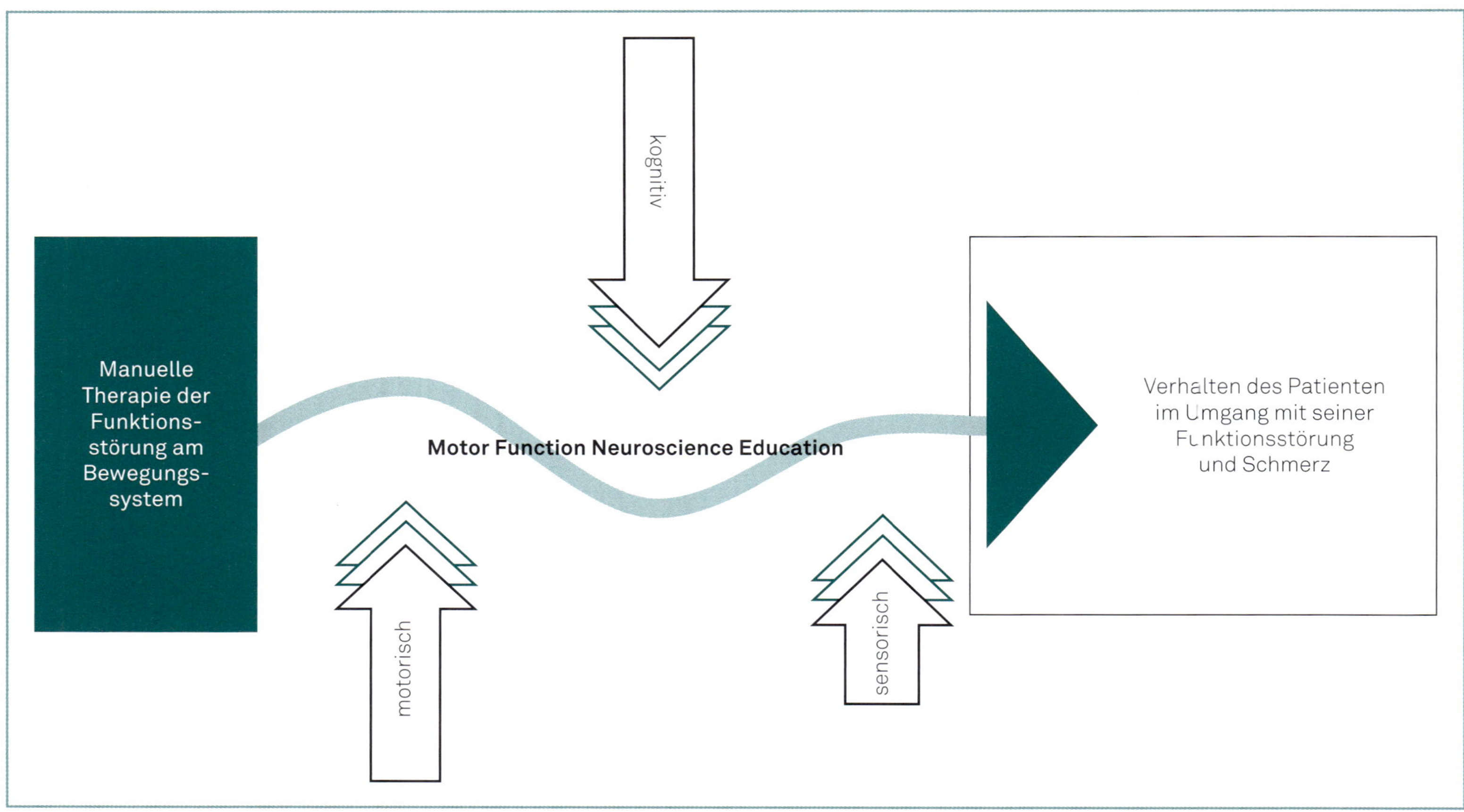

Abbildung 4-5: Neuroscience Patient Education

Synonym

Neuroscience Education for Patients, Pain Neuroscience Education, PNE, Health Literacy

Definition

Bei diesem speziellen Ansatz der Patientenedukation (Winkelmann & Görgner, 2023) handelt es sich um eine Kompetenzentwicklungsstrategie. Der Ansatz basiert auf der Annahme, dass chronischer Schmerz eine multifaktorielle Störung ist, die von biologischen, psychologischen, umweltbedingten und sozialen Faktoren beeinflusst wird (Schmerz, S. 38; ICF, S. 72). Diese Komplexität macht es erforderlich, den Patienten so zu coachen, dass er seine Denkweise, Perspektive und Wahrnehmung der Schmerzen reflektieren und gestalten kann.

Prinzip

Diese Art der Patientenschulung wird seit vielen Jahren besonders bei den verschiedenen Ursachen von chronischen Schmerzen eingesetzt. Sie ist vornehmlich auf das Verhalten des Patienten im Umgang mit seinen Schmerzen gerichtet und wird zur Stress- und Angstbewältigung sowie Stärkung der Selbstkompetenz angewandt.

Ziele sind das verbesserte Verstehen und Verständnis der Erkrankung sowie die intrinsische Motivation des Patienten, sich aktiv in das Behandlungsprogramm einzubringen und zu beteiligen (Selbstübung, S. 152; Aufklärung körperliche Aktivität, S. 132). Nach dem Konzept sind chronische Schmerzen nicht die Folge ungesunden Verhaltens oder dysfunktionaler Gewebe, sondern hängen mit der Plastizität des Gehirns (zentrale Sensibilisierung) (Winkelmann & Görgner, 2023) zusammen.

Die Wirksamkeit der Pain Neuroscience Education ergibt sich zum Teil aus der Evidenz der wissenschaftlichen Erkenntnisse zur Entstehung von Schmerz und seiner Chronifizierung.

Praxistipp

Im Zusammenhang mit der Manuellen Therapie und der in diesem Rahmen untersuchten und behandelten Funktionsstörungen (S. 52) am Bewegungssystem (S. 19) ist es erforderlich, die Neuroscience Education hin zu einer Motor function Neuroscience Education zu erweitern.

Eine präventive und gesundheitsfördernde Aufgabe ist es dann, das Verstehen und das Verständnis der Patienten zu fördern, dass das Bewegungssystem eine zentrale Rolle bei der Gesunderhaltung spielt und welche Mechanismen bei Bewegungsmangel an der Entstehung der sogenannten Volkskrankheiten (Diabetes mellitus, Herz-Kreislauf-Erkrankungen, bösartige Tumore, Adipositas, COPD) beteiligt sind.

Selbstübung

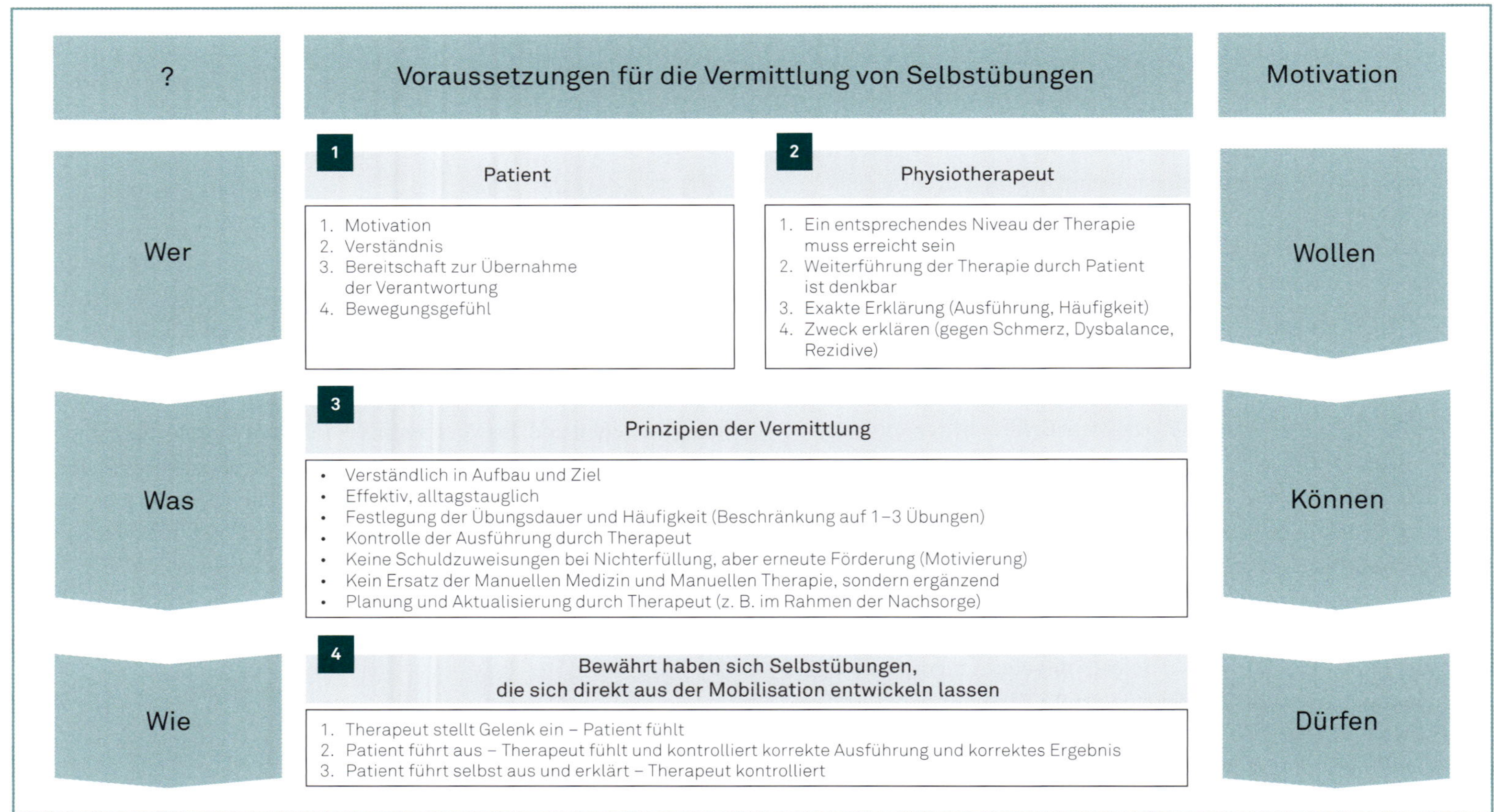

Abbildung 4-6: Selbstübung

Synonym

Hausübungen, Hausübungsprogramm, Eigenprogramm

Definition

Es gibt manuelle Mobilisationstechniken, z. B. die neuromuskulären Mobilisationstechniken (S. 142), bei denen die passive Rolle des Patienten maßgeblich durch seine aktive Rolle ergänzt wird. Die aktive Bewegung und die Körperwahrnehmung werden somit zu einem wesentlichen Kriterium des Therapieerfolgs.

Prinzip

Für den Therapieerfolg ist die aktive Mitwirkung des Patienten unabdingbar (mentales Training, S. 30; Compliance, S. 172, Adhärenz, S. 174). Die überwiegend passiven Behandlungen gehen so in einen automatischen Lernprozess über. Basis ist die exakte Anleitung und Edukation (S. 151) durch den Physiotherapeuten. Die Selbstübungen erfolgen möglichst schonend, langsam, entsprechend passiven Techniken nach Erreichen der Vorspannung (S. 142) und gezielt. Voraussetzung ist die exakte Diagnose (S. 116) und Indikation (S. 118). Das aufgrund der therapeutischen Anleitung Erlernte sollte der Patient weiter vertiefen und festigen. Daraus ergibt sich ein fließender Übergang von der passiven zur aktiven Therapie bis hin zur Rehabilitation.

Praxistipp

Eine individuelle Manuelle Therapie kann nicht durch kontrolliert angeleitete Selbstübungen ersetzt werden. Speziell für die Bedingungen des Patienten geeignete Selbstübungen tragen jedoch ganz entscheidend zum Therapieerfolg bei.

Selbstübungen werden dem Patienten vermittelt, nachdem sich der Behandlungsansatz des Therapeuten bestätigt hat. Günstig ist eine oder sind wenige Selbstübung(en), die der Patient während der Manuellen Therapie als funktionsverbessernde, schmerzlindernde Behandlungstechnik erlebt hat.

Die Dokumentation (S. 176) und Kontrolle der Selbstübungsdurchführung im Rahmen der Therapieserie sind obligat.

5 Verlaufskontrolle und Evaluation

In den letzten Jahrzehnten hat sich die auf das Bewegungssystem gerichtete manuelle, muskuloskelettale Medizin, zu der die Manuelle Therapie gehört (s. Kap. 1), von einer ursprünglich auf Erfahrungen beruhenden Medizin (sogenannte Erfahrungsmedizin) hin zu einer evidenzbasierten Medizin (S. 18) entwickelt. Die diagnostischen und therapeutischen Maßnahmen basieren auf empirisch erhobenen und bewerteten wissenschaftlichen Erkenntnissen (Evidenz, S. 166).

Im Transfer der wissenschaftlichen Erkenntnisse auf die klinische Praxis leitet sich das standardisierte Vorgehen ab. Demnach findet parallel zur Umsetzung der nach ihrer Effektivität ausgewählten Therapiemaßnahmen (s. Kap. 4) die Verlaufskontrolle als systematische Untersuchung statt (Abbildung 5-0). Das Prüfen der Wirksamkeit ist damit ein wesentlicher Baustein in der Manuellen Medizin und Manuellen Therapie bei Funktionsstörungen und Schmerz. Das umfasst auch, dass der Patient/ die Patientin einbezogen ist und bspw. im ambulanten Setting jederzeit (also auch außerplanmäßig) Rücksprache mit dem behandelnden Team (S. 162) nehmen kann oder planmäßig z. B. zu Beginn und am Ende der Therapieserie befragt wird (Assessment, S. 168, PROM, S. 170). Im stationären Setting hat sich zur Evaluation, insbesondere im Rahmen der Interdisziplinären multimodalen Schmerztherapie (IMMST, Winkelmann & Görgner, 2023), die wöchentliche Teambesprechung (S. 164) bewährt.

Bei der Frage nach Therapieerfolg geht es um die Soll-Ist-Bestimmung und die Fortschritts-Bewertung. Damit sind alle im Kapitel 2 eingesetzten Untersuchungsgänge geeignet für die 5. Phase (Abb. 5-0). Es geht in dieser Phase des manualtherapeutischen Prozesses neben der individuellen Fallbewertung (Kasuistik, S. 178) um die Sicherung von Erkenntnissen für das „Wissensfundament" (s. Kap. 1).

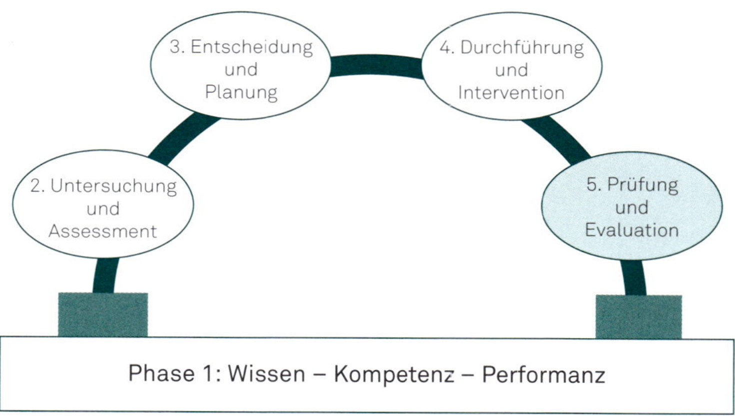

Abbildung 5-0: Grundlegender Gesundheitsversorgungsprozess

Hiermit verbunden sind Aspekte von zirkulärer Evidenz, die in Leitlinien mit entsprechenden Empfehlungsgraden eine Orientierung für die Berufsangehörigen sowie für die Patient:innen bietet. Zudem findet die Multiplikation von Erkenntnissen im Rahmen von Qualifikationen, Kongressen und Konferenzen statt. Aus der Diskussion im Team und im Netzwerk (z. B. Fachgesellschaft) entstehen wiederum Ansätze für Erhebungsinstrumentarien, Maßnahmen, Forschungsprojekte, Lehre sowie Klassifikations- und Abrechnungssysteme (Winkelmann & Görgner, 2023; Winkelmann & Helmer-Denzel, 2021, 2022).

Somit schließt sich der Bogen zur Wissensbasis für die Manuelle Therapie bei Funktionsstörungen und Schmerz (s. Kap. 1), die dynamisch veränderbar sein muss, ohne dabei beliebig zu sein. Schutzziele, Gesetzgebung (z.B. SGB V, § 12, Wirtschaftlichkeitsgebot) und die Einigung auf wissenschaftlich fundierte Qualifikation und Gesundheitsversorgung entsprechen diesem Erfordernis. Die Klammer bildet das interne und externe Qualitätsmanagement (Winkelmann & Rogalski, 2021).

5.1 Übersicht der Instrumente

Nachsorge

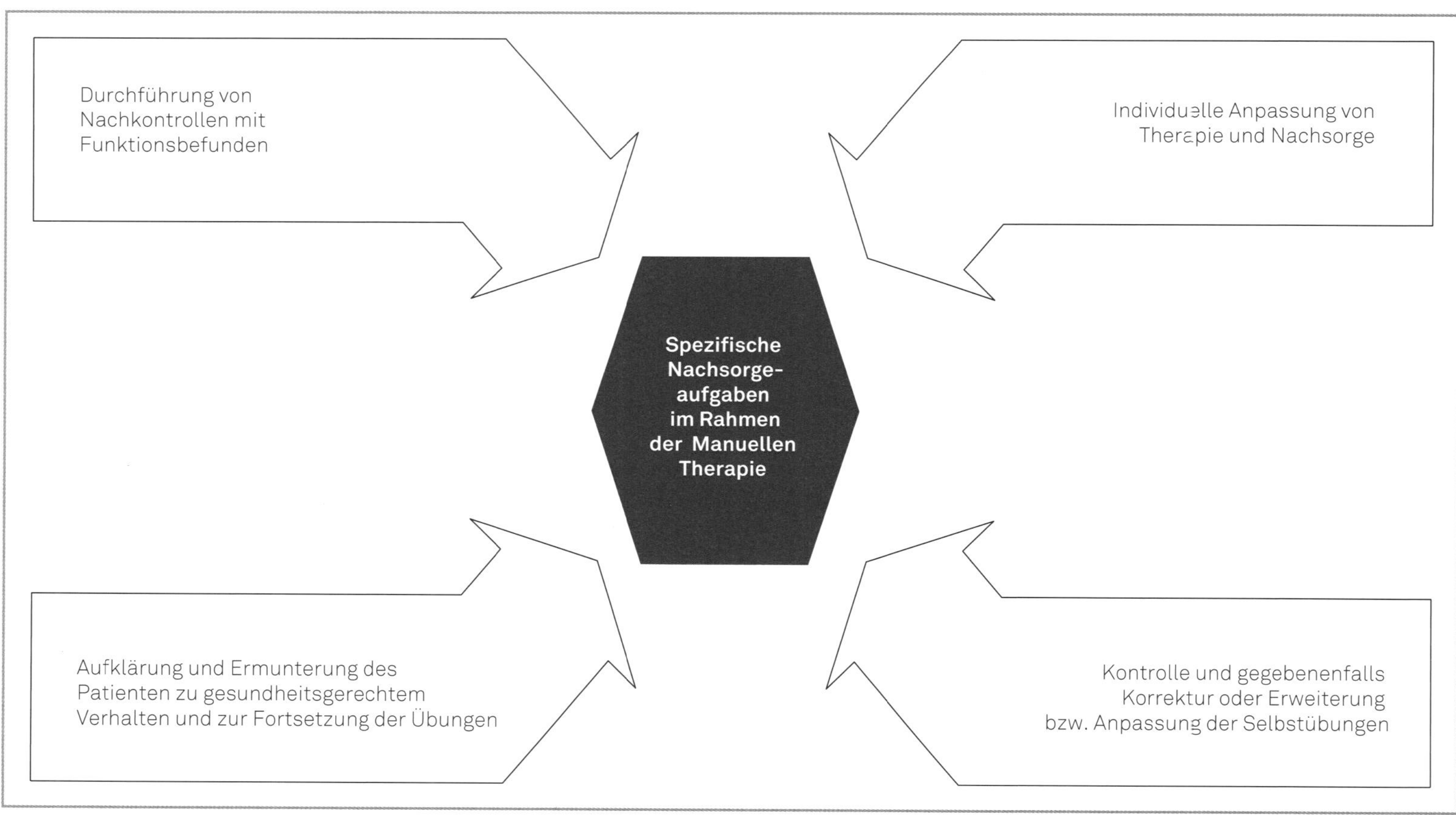

Abbildung 5-1: Nachsorge

Synonym

Nachuntersuchung

Definition

Die Nachsorge als bedeutender Versorgungsbaustein erfolgt in der Manuellen Medizin als weitere Diagnostik, Therapie und Sekundär- sowie Tertiärprävention im Anschluss an eine zunächst als abgeschlossen markierte Behandlung von Funktionsstörungen und Schmerzen. Dabei geht es um das Stabilisieren der durch die eingeleitete Therapie herbeigeführten Befundverbesserung und das Vermeiden eines Rezidivs.

Insofern ist die Nachsorge in Verbindung mit Rehabilitation zu denken und findet insbesondere bei komplexem Krankheitsgeschehen in definierten zeitlichen Intervallen (Follow-up) statt.

Prinzip

Die Dauer einer erforderlichen Therapie hängt von vielen Faktoren ab und der Heilungsprozess erfordert unterschiedlich lange Zeiträume.

Die von den gesetzlichen Krankenversicherungen nach Maßgabe des Heilmittelkataloges (Heilmitterichtlinie) gewährte und damit abrechnungsfähige Anzahl der Therapieeinheiten Manuelle Therapie kann in besonderen Fällen und mit entsprechender Begründung von sechs auf zehn Einheiten im Rahmen der ambulanten Versorgung verlängert werden (S. 106).

So erfordern beispielsweise postoperative Heilungsprozesse notwendige Zeiträume für physiologische Adaptations- und Regenerationsprozesse (S. 42). In diesen Zeiträumen sind regelmäßige Nachuntersuchungen, die auch die manuellen Funktionsuntersuchungen (S. 52) beinhalten, entscheidend, um den Heilungsverlauf und die Verbesserung der Belastbarkeit auch unter Alltagsbedingungen zu kontrollieren, möglicherweise therapeutische Interventionen einzuleiten und entsprechend zu dokumentieren.

Um einer Chronifizierung entgegenzuwirken, ist es erforderlich, auf die Beseitigung der Krankheits- bzw. Beschwerdeursachen hinzuarbeiten. Diese Nachsorge kann eine Rehabilitation mit beruflicher Orientierung beinhalten, wie sie bei besonderen beruflichen Problemlagen indiziert ist.

Praxistipp

Ein weiterer elementarer Teil der Nachsorge ist die Patientenschulung (S. 132) als gleichrangiges Behandlungsmodul. Diese Schulungen:

- vermitteln Wissen und Fertigkeiten (S. 140)
- zielen auf eine positive Einstellung für die aktive Mitbeteiligung des Patienten ab
- erhöhen das Gefühl des Patienten für seine Eigenverantwortung und Selbstwirksamkeit (Adhärenz, S. 174).

In den rehabilitativen Schulungsprogrammen werden Impulse gesetzt, die dann in langfristigeren Nachsorgeprogrammen stabilisiert werden müssen.

Teamkultur

Bestimmen der Erfolgswahrscheinlichkeit einer Entscheidung

Um die Erfolgswahrscheinlichkeit des Vorgehens/der Therapiemaßnahme im Behandlerteam bestehend aus ärztlichem Dienst, Physiotherapie, Ergotherapie, Sozialdienst, Pflegedienst etc. zu bestimmen, ist jedes Teammitglied mit seiner Expertise gefragt.

Zunächst definiert jedes Teammitglied seine begründete Einschätzung.

Anschließend werden die Gründe für die Bewertung im Team strukturiert erörtert.

Hilfreich kann eine einfache Bewertungsskala sein.
Bewertungen von 0 bis 10, wobei 0 = 0 %-Erfolgschance und 10 = 100 %-Erfolgschance bedeutet.

Mit der Zusammenfassung durch den Moderator der Teambesprechung (i. d. R. fallverantwortliche/r Ärztin/Arzt) kann die gemeinsame Therapieentscheidung getroffen und mit dem Patienten herbeigeführt werden.

Abbildung 5-2: Teamkultur

Synonyme

Kultur, Teamarbeit

Definition

Sämtliche Verhaltensweisen der Teammitglieder und -leitung (Winkelmann & Helmer-Denzel, 2022), die ihre Wurzeln im Wissen, in Erfahrungen und Traditionen aller haben, und vom Umfeld, insbesondere von den Patientinnen und Patienten, Angehörigen, Stakeholdern (Winkelmann & Rogalski, 2021), wahrgenommen werden.

Kultur ist immer vorhanden und kann entwickelt werden, wobei die übergreifende Unternehmenskultur die Teamkultur beeinflusst und umgekehrt, wenn z.B. eine Abteilung für Physiotherapie in einen Maximalversorger eingebettet ist. Gegensätzliche Kulturen werden von den Personen nur kurzzeitig und unter Umständen (Werte) toleriert.

Prinzip

Die Beschreibung der Teamkultur wird häufig in einem Leitbild festgehalten und damit für alle sichtbar. Zur Teamkultur zählt:

- Gemeinsame Schnittmenge und Bedürfnisse identifizieren (Stakeholderanalyse, Winkelmann & Rogalski, 2021)
- Sich als Spiegel der Einrichtung nach innen und außen reflektieren
- Gemeinsames Selbstverständnis erarbeiten und festhalten (z.B. im Leitbild)
- Authentisch sein
- Gemeinsame Werte leben.

Der damit verbundene Wunsch an die eigene Teamkultur bzw. die Verpflichtung zur Teamarbeit und die gelebte Wirklichkeit in den Gesundheitseinrichtungen gehen nicht selten weit auseinander. Je konkreter diese Verpflichtung (Haltung, Einstellung) formuliert ist (z.B. im Leitbild), desto besser kann sie nachvollzogen und realisiert werden.

Praxistipp

Die Potenziale der Manuellen Therapie können sich dann vollumfänglich entfalten, wenn es im Rahmen der Teamarbeit gelingt, über eine engmaschige und professionelle Kommunikation (Winkelmann & Helmer-Denzel, 2022) mit Fachärzten (der Fachdisziplinen Physikalische und Rehabilitative Medizin, Radiologie, Allgemeinmedizin, Orthopädie und Traumatologie, Psychosomatik u.a.) sowie mit weiteren Berufsangehörigen der Therapieberufe (Ergotherapie, Sporttherapie, Ökotrophologie, Psychotherapie, Soziale Arbeit u.a.) Informationen im Kontext der Patientenversorgung auszutauschen sowie eine Vertrauensbasis für die nachhaltige Zusammenarbeit auf Augenhöhe aufzubauen.

Teambesprechung

Teambesprechung

Einrichtung Patient/Patientin			
Teilnehmende (Kürzel laut Kürzelliste und Fachdiszipin)			
Inhalt	**Woche 1 Datum**	**Woche 2 Datum**	**Woche 3 Datum**
Probleme Hauptproblem markiert			
Therapieziel gesamt Therapieziel wochenbezogen			
Interventionsplan			
Ergebnis			
Weiteres			
Moderation (Name, Unterschrift)			
Dokumenten-Nr.	Erstellt		Freigegeben

Tabelle 5-1: Teambesprechung

Synonym

Interdisziplinäre Teambesprechung, fachbezogene Besprechung

Definition

Teambesprechungen können verschiedene Gegenstände haben. Typisch sind sie im Rahmen organisatorischer Aufgaben, z.B. Dienstplanung im Einzelprojektmanagement oder im laufenden Praxisbetrieb (Winkelmann & Rogalski, 2021).

Speziell im Rahmen der Interdisziplinären Multimodalen Schmerztherapie mit Beteiligung der Manuellen Medizin und Therapie handelt es sich um einen turnusmäßigen (i.d.R. wöchentlich, um dem Aspekt der Aktualität zum Steuern des Behandlungsverlaufs zu entsprechen) Jour Fixe aller Disziplinen, Professionen und Berufsgruppen (Teamkultur, S. 162). Dieser Termin umfasst den fachlichen Austausch zu den spezifischen Bedarfen der Patientin bzw. des Patienten in der Gesundheitseinrichtung (Tagesklinik; Klinik). Diese fachbezogenen Besprechungen sind Teil des Versorgungskonzeptes. Daher werden sie auch in wissenschaftlichen Leitlinien und Kodiersystemen (DRG-System, IMMST, Winkelmann & Görgner, 2023) gefordert und sind nachzuweisen.

Prinzip

Die Berufsangehörigen tauschen Ergebnisse aus, argumentieren aus jeweiliger, fachspezifischer Perspektive und können so der Komplexität (S. 54) sowohl in der Untersuchung als auch in der Therapie besser entsprechen.

Idealerweise wird die Teambesprechung moderiert vom fallverantwortlichen ärztlichen Dienst. Darüber hinaus gibt es eine spezielle Dokumentation zur Vorbereitung aller und Strukturierung der Sitzung sowie zum Verschriftlichen der Ergebnisse (Behandlungsziel, -plan), der Informationen (z.B. Übergabe) und zur Nachweisführung (z.B. Prüfung durch den Medizinischen Dienst der Krankenkassen, MDK).

Praxistipp

Die Teambesprechung kann lediglich innerhalb einer Disziplin, Profession, Berufsgruppe erfolgen, wobei aufgrund der unterschiedlichen Spezialisierungen (Weiterbildung, S. 28) alle ebenfalls von den verschiedenen Blickwinkeln profitieren. In aller Regel handelt es sich jedoch um sogenannte interdisziplinäre Teambesprechungen. Die Dauer hängt von verschiedenen Aspekten (z.B. Patienten-Anzahl, Routine, Diskussionsbedarf) ab.

Evidenz

Eine wissenschaftliche Arbeitsgruppe „Nackenschmerz“ bewertete im Rahmen der „bone and joint decade 2000–2010“ kritisch die Publikationen zum Nackenschmerz. Untersucht wurden die Gesichtspunkte:

- Effektivität und Sicherheit nichtinvasiver Verfahren der Manuellen Therapie, Manuellen Medizin, Osteopathie,
- Verlauf und Prognose von Nackenschmerz.

Ergebnisse mit Bezug zur Manuellen Therapie:

- Manuelle Therapie, Patientenaufklärung und Bewegungsübungen sind effektiver als andere Interventionen.
- Bei akutem Nackenschmerz und bei Kopfschmerz bewirkt die Mobilisation der Halswirbelsäule kurzzeitige Besserung.
- Bei subakutem und chronischem Nackenschmerz war eine spinale Mobilisation effektiver als Muskelrelaxantien oder übliche medizinische Behandlung.
- Die verfügbare Literatur zu Nackenschmerz bei Kindern und bezüglich präventiver Aktivitäten ist ungenügend.
- Sporttreibende Patienten hatten eine bessere Prognose.
- Psychischer Stress verschlechterte die Prognose.

Weitere externe Evidenz (Systematischer Review) liegt dahingehend vor, dass:

- die Wirbelsäulenmanipulation und -mobilisierung sowie Manuelle Therapie bei Nacken-/Rückenschmerzen deutlich wirksamer waren als keine Behandlung, Placebo, Physiotherapie oder übliche Maßnahmen zur Schmerzlinderung.
- bei akuten Schmerzen im unteren Rückenbereich ein statistisch signifikanter Zusammenhang von Funktionsverbesserungen und Schmerzlinderung durch Manuelle Therapie besteht.

Abbildung 5-3: Evidenz

Synonym

Gesamtheit des Wissensstands

Definition

Im Zusammenhang mit der Manuellen Therapie handelt es sich um die bewusste, ausdrückliche und wohlüberlegte Verwendung der jeweils besten, verfügbaren Informationen zur Entscheidungsfindung (s. Kap. 3; Winkelmann & Görgner, 2023). Wesentlich ist, dass die Anwendung sowohl den individuellen Patienten (Fall Kasuistik, S. 178) als auch Standards (Expertenstandards, Leitlinien, siehe Winkelmann & Görgner, 2023), die sich auf ganze Patientengruppen (Cluster) beziehen, einschließt.

Prinzip

Die Gesundheitsversorgung erfolgt evidenzbasiert. Eine lange Zeit gelehrte und angenommene Hierarchisierung von Studiendesigns und insbesondere die Überlegenheit, auch als Goldstandard bezeichnet, von RCT („randomized clinical trial") ist heute dem Modell der zirkulären Evidenz gewichen.

Evidenzbasierte Manuelle Therapie stützt sich nach Sackett et al. (1996) auf drei gleichwertige Säulen, d.h., keine dieser Säulen dominiert:

- Die Erfahrung der Physiotherapeut:innen und Ärzt:innen mit Zusatzqualifikation bezogen auf die Versorgung der speziellen Klientel unter Berücksichtigung aller Aspekte der Funktionsstörung und Schmerzerkrankung. Diese Erfahrung ist als individuelle klinische Expertise oder auch *interne Evidenz* bekannt.
- Die individuellen Normen, Werte, Bedürfnisse und Wünsche der Patient:innen, die einerseits im Zusammenhang mit der Komplexität der Funktionsstörung und der Schmerzerkrankung stehen. Andererseits beruhen sie auf den individuellen Erfahrungen der Betroffenen in Kombination mit deren Gesundheitskompetenz. Diese Säule wird als *Patientenpräferenz* bezeichnet. Ihre Bedeutung unterstreicht u.a. die in Deutschland gesetzlich verankerte Selbsthilfe.
- Der aktuelle Stand der klinischen Forschung, da es sich generell in der Gesundheitsversorgung um Angewandte Wissenschaften respektive patientenorientierte Forschung neben Grundlagenforschung handelt. In Abhängigkeit von der Forschungsfrage gelten unterschiedliche Studiendesigns als Best Practice. Diese Säule wird als *externe Evidenz* bezeichnet.

Praxistipp

Es wird diskutiert, ob die aktuell verfügbaren Methoden geeignet sind, um die Komplexität von „Gesundheiten" und „Krankheiten" zu erfassen und dahingehende harte Fakten zu schaffen.

Assessment

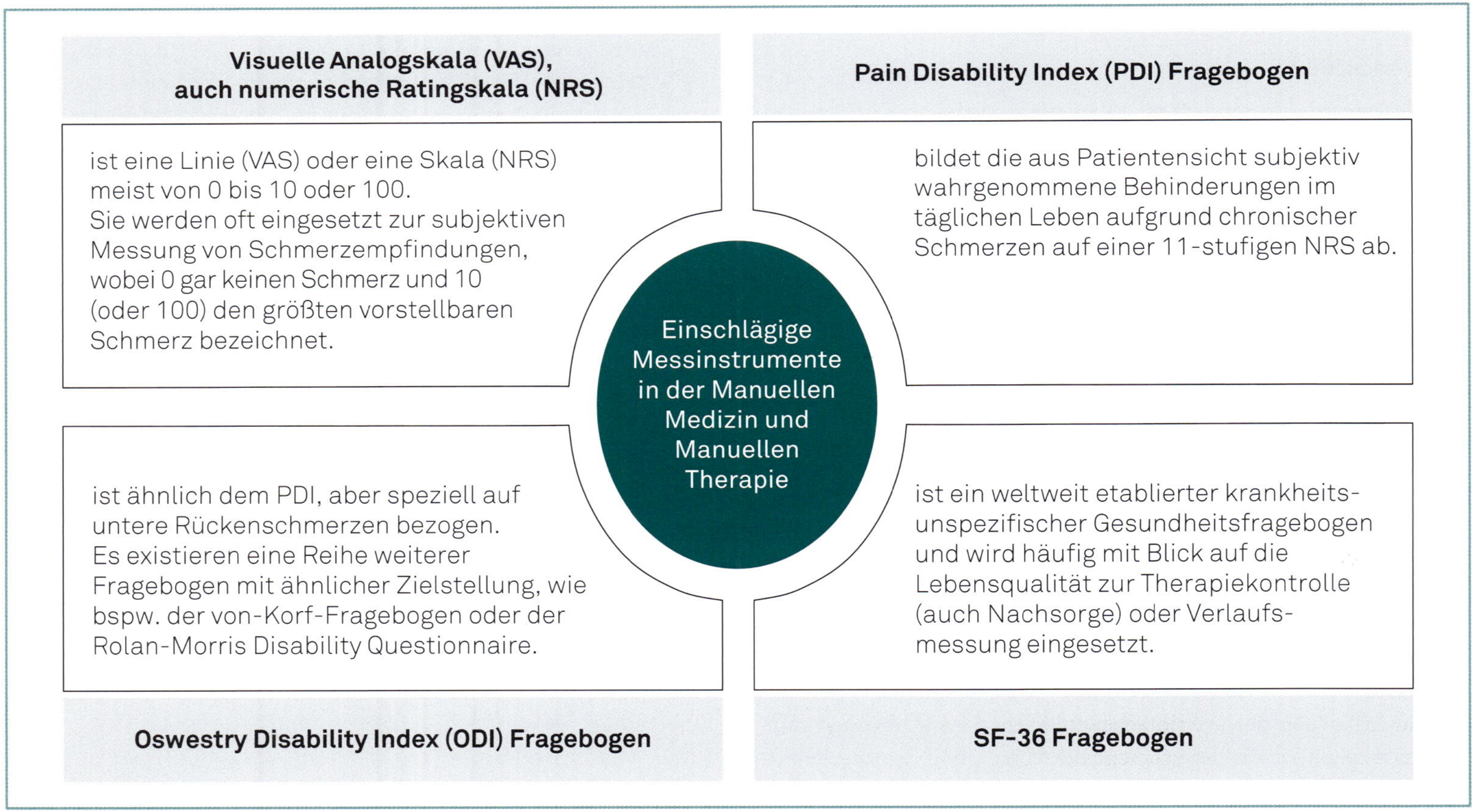

Visuelle Analogskala (VAS), auch numerische Ratingskala (NRS)

ist eine Linie (VAS) oder eine Skala (NRS) meist von 0 bis 10 oder 100. Sie werden oft eingesetzt zur subjektiven Messung von Schmerzempfindungen, wobei 0 gar keinen Schmerz und 10 (oder 100) den größten vorstellbaren Schmerz bezeichnet.

Pain Disability Index (PDI) Fragebogen

bildet die aus Patientensicht subjektiv wahrgenommene Behinderungen im täglichen Leben aufgrund chronischer Schmerzen auf einer 11-stufigen NRS ab.

Einschlägige Messinstrumente in der Manuellen Medizin und Manuellen Therapie

Oswestry Disability Index (ODI) Fragebogen

ist ähnlich dem PDI, aber speziell auf untere Rückenschmerzen bezogen. Es existieren eine Reihe weiterer Fragebogen mit ähnlicher Zielstellung, wie bspw. der von-Korf-Fragebogen oder der Rolan-Morris Disability Questionnaire.

SF-36 Fragebogen

ist ein weltweit etablierter krankheitsunspezifischer Gesundheitsfragebogen und wird häufig mit Blick auf die Lebensqualität zur Therapiekontrolle (auch Nachsorge) oder Verlaufsmessung eingesetzt.

Abbildung 5-4: Assessment

Synonym

Bewertung, Bewertungsinstrument, Bewertungsinstrumentarium

Definition

Subjektive und objektive Messinstrumente zur Identifikation der Beschwerden und Bedürfnisse des Patienten. In der Manuellen Medizin und Manuellen Therapie (S. 18) existiert kein allgemein anerkanntes Vorgehen für das Assessment.

Prinzip

Im weitesten Sinne des Begriffs zählt zum Assessment die gesamte Befunderhebung mit Anamnese, Inspektion, Funktionstests usw.

Man unterscheidet subjektive und objektive Assessments mit Erfassung metrischer oder verbaler Parameter, Messungen mit Geräten oder mit Fragebogen.

In der täglichen, manualtherapeutischen Praxis leicht einsetzbare objektive und valide Tests sind:

- Bewegungsausmaße (Range Of Motion, ROM) (S. 88)
- Handkraftmessung subjektiv durch Händedruck oder objektiv mit Dynamometer
- Haltungstest/Armvorhaltetest nach Matthiaß zum Identifizieren von Haltungsschwächen bei Kindern und Jugendlichen
- Functional Reach Test: einfacher, klinischer Test zur Beurteilung des funktionsbezogenen Gleichgewichts
- (Bregma-Test (S. 85): orientierender Test zur Abschätzung der Störungen der allgemeinen sensomotorischen Fähigkeiten im tiefen stabilisierenden System der Wirbelsäule.)

Praxistipp

Alle Assessments müssen, bevor die Ergebnisse zu einer Bewertung genutzt werden können, evaluiert werden. Die Methoden müssen messen, was sie vorgeben zu messen (Validität). Weder durch den Arzt oder den Physiotherapeuten (also auch unabhängig von der Tagesform, Schichtdienst, Affinitäten etc.) noch durch die Messmethode selbst dürfen Einflüsse auf das Ergebnis entstehen (Reliabilität) (Winkelmann & Görgner, 2023).

Patient Reported Outcome Measure (PROM)

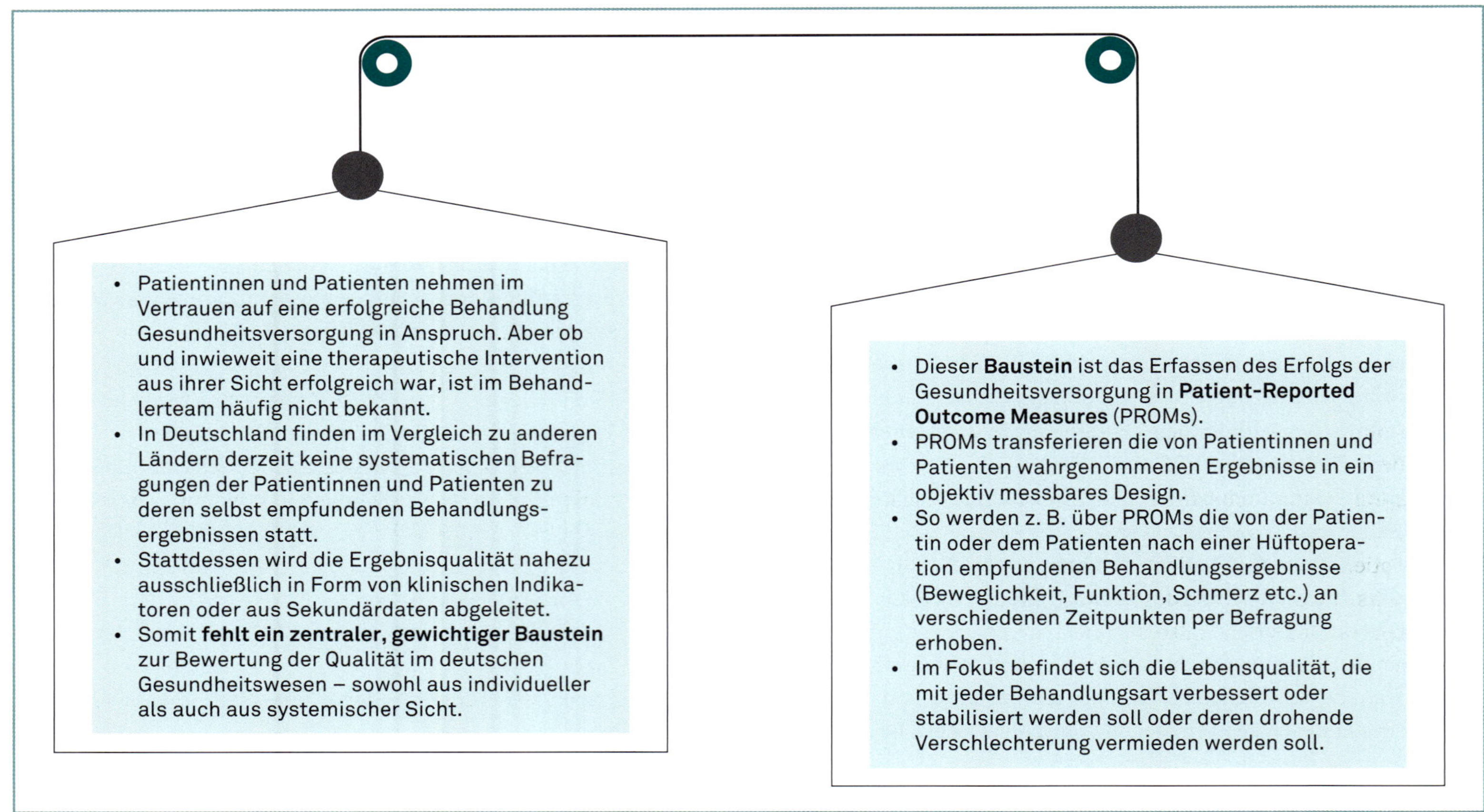

Abbildung 5-5: Patient Reported Outcome Measure (PROM)

Synonym

PROM, PROMs

Definition

Patient Reported Outcome Measure bedeutet, dass die Patientinnen- und Patientenperspektive einerseits zum Gesundheitszustand und andererseits zum Behandlungserfolg systematisch erhoben wird. Damit verbunden ist das Ziel, die Qualität sowohl der individuellen (personalisierte Medizin und Therapie) als auch der allgemeinen Gesundheitsversorgung (Bevölkerungsmedizin, Public Health) zu optimieren.

Prinzip

Bewusst ohne den Einfluss des Therapieteams (S. 174) nimmt der Patient bzw. die Patientin auf freiwilliger Basis die Dokumentation des eigenen Gesundheitszustandes in Form der Selbsteinschätzung vor.

Die Patientinnen und Patienten halten ihren wahrgenommenen Gesundheitszustand während des Behandlungsverlaufs (z. B. IMMST, Winkelmann & Görgner, 2023) oder auch zum Abschluss der Behandlung sowie als Follow-up (Nachsorge, S. 160) strukturiert fest.

Hierzu beantworten die Patientinnen und Patienten papierbasiert oder online beispielsweise Fragen nach dem Grad ihrer körperlichen Belastbarkeit, ihrer Teilhabe, ihrer Schmerzen, ihrer seelischen Belastbarkeit, möglichen Einschränkungen in der Mobilität, in den Lebenswelten (Beruf, Freizeit, Schule, Familie), zum Schlaf und, wie die verordneten Medikamente vertragen werden.

Praxistipp

PROMs sind Teil des Qualitätsmanagements mit dem Ziel, die Eindrücke der Patienten, die manualtherapeutisch versorgt werden, mess- und vergleichbar zu machen. Im Sinne des kontinuierlichen Verbesserungsprozesses (Winkelmann & Rogalski, 2021) sollen daraus Ableitungen zur Optimierung der Therapie getroffen werden. Darüber hinaus können die Daten für Abrechnungssysteme relevant sein. Die Erfassung der Zufriedenheit der Patientinnen und Patienten soll den Ansatz des bio-psycho-sozialen Modells und die Komplexität der Funktionsstörung und Schmerzerkrankung widerspiegeln.

Die so erhobenen Daten dienen ebenfalls dazu, die Therapeut-Patienten-Gespräche (Winkelmann & Helmer-Denzel, 2022) optimal vorzubereiten und zu evaluieren.

Zwar gibt es in Deutschland derzeit stark fragmentierte Einzelinitiativen zur Anwendung von PROMs, insbesondere im Kontext von Forschung und Lehre, die formelle (gesetzliche) Verankerung im Gesundheitssystem fehlt jedoch.

Compliance

Einflussfaktoren auf die Compliance gemäß Weltgesundheitsorganisation (WHO)

Lfd. Nr.	Faktoren	Beispiele
01	Individuelle	Information des Patienten bzw. der Patientin, aber auch Vergesslichkeit
02	Sozioökonomische	Bildung, Wohlstand
03	Krankheitsbedingte	Psychische Erkrankungen
04	Therapiebedingte	Nebenwirkungen (Schmerz, Übelkeit, Unwohlsein, Schlappheit etc.)
05	Systembedingte	Kostenübernahme, Behandlungsmöglichkeiten (ortsnahes Angebot, Zusammenarbeit der Gesundheitsdienstleister etc.)

Tabelle 5-2: Compliance

Synonym

Therapietreue

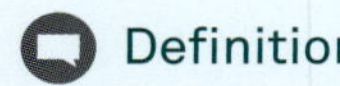

Definition

Im Gesundheitskontext wird der Begriff Compliance verwendet, wenn es um das Einsehen, das Einverstanden sein, die Kooperationsbereitschaft sowie die intrinsische Motivation des Patienten bzw. der Patientin zum aktiven Mitwirken im manualtherapeutischen Prozess geht. Die Compliance bezieht sich demnach sowohl auf die Untersuchung (S. 70), Entscheidungsfindung (S. 126), Gesundheitskompetenz (S. 150) sowie die Therapie (S. 136) selbst. Liegt diese Kooperationsbereitschaft vor, trägt dies zum Therapieerfolg bei.

Prinzip

Die Patienten entwickeln auf der Grundlage von für sie optimal aufbereiteten Informationen eine gewünschte Compliance.

In der Manuellen Therapie geht der Therapeut davon aus, dass sich durch Kenntnisse zu Chancen und Risiken (Aufklärung, S. 130), zum Ablauf, zu Ursachen und Wirkung der manuellen Therapieform die Patientenmotivation erhöht, sich an die gemeinsam getroffene Entscheidung (S. 178) hinsichtlich der Interventionen sowie des Therapieplans gebunden zu fühlen.

Damit wachsen die Bedeutung und der Anspruch einerseits an das Aufklärungs- und Informationsgespräch sowie die Stärkung der Gesundheitskompetenz (z. B. Beratung, Schulungsprogramme) und andererseits auch an Nachsorgeprogramme (S. 146).

Dies wiederum erfordert von allen Beteiligten, dass die Gütekriterien wissenschaftlichen Handelns eingehalten sowie der interdisziplinären Zusammenarbeit von den Teammitgliedern umgesetzt werden.

Praxistipp

Es sind verschiedene Ursachen für Non-Compliance bekannt, wie z. B.:

- Unzureichende Einsicht
- Unzureichende Disziplin, insbesondere bei großer Umstellung des Lebensstils, Essgewohnheiten etc.
- Bequemlichkeit
- Vergesslichkeit
- Sorge vor Nebenwirkungen
- Mit der Diagnostik und/oder Therapie anfallende Kosten
- Hoher zeitlicher Aufwand
- Extrem divergente Informationen von den Teammitgliedern
- Anderslautende Informationen in der Familie, Freundes-, Bekanntenkreis, Internet, Social Media.

Digitale Gesundheitsanwendungen (Winkelmann & Görgner, 2023) können einen positiven Beitrag zur Compliance der Patienten leisten.

Adhärenz

Eine hohe Selbstwirksamkeit der Patientinnen und Patienten und die gemeinsame Formulierung konkreter Therapieziele helfen beim Umsetzen des Therapieplans. Um ihr Gesundheitsverhalten langfristig zu ändern, benötigen viele Patientinnen und Patienten Unterstützung in Form von:

Selbstvertrauen stärken

Ob und inwieweit sich eine Person zutraut, eine anstrengende Behandlung auch bei Schwierigkeiten durchhalten zu können, bestimmt maßgeblich über den Behandlungserfolg. Eine positive Einschätzung der eigenen Kompetenzen bezogen auf ein bestimmtes Verhalten, die sogenannte Selbstwirksamkeit, ist Voraussetzung für eine konsequente Umsetzung von Therapieplänen.
Die Selbstwirksamkeitserwartungen von Patientinnen und Patienten sind positiv beeinflussbar durch:

- Positive Erfahrung der Betroffenen oder anderer Personen,
- Verbale Überzeugung,
- Physiologische Zustände wie angenehme bzw. unangenehme Körperempfindungen.

Handlung planen

Häufig nehmen sich Menschen zwar bestimmte Verhaltensweisen vor, können sie dann aber nicht in die Tat umsetzen. Die Formulierung von konkreten Handlungsplänen und „smarten" Therapiezielen zusammen mit der Patientin bzw. dem Patienten hilft bei der Umsetzung des Therapieplans.
Wenn sich Patientinnen und Patienten bewusst für Therapiemaßnahmen entschieden haben, übernehmen sie eher Mitverantwortung für die Behandlung. Fremdverordnete Maßnahmen geraten schneller in Vergessenheit.

Überzeugungen berücksichtigen

Eine Auseinandersetzung mit den Überzeugungen und dem Wissen über die Krankheit einer Patientin bzw. eines Patienten ist zielführend. Sachlich falsche Annahmen oder problematische Überzeugungen können so korrigiert werden.

Wenig hilfreich: Angst machen

Furchtappelle, wie z. B. Drohszenarien, Horrorszenarien, Bilder auf Zigarettenschachteln, erzielen eher kurzfristige Effekte. Sie können auch zum Herunterspielen des Risikos oder zu Widerstand führen. Langfristig ist eine Risikokonfrontation nur hilfreich, wenn man gleichzeitig die Bewältigungskompetenzen der Betroffenen stärkt.

Diesbezügliche Lösungsansätze sind

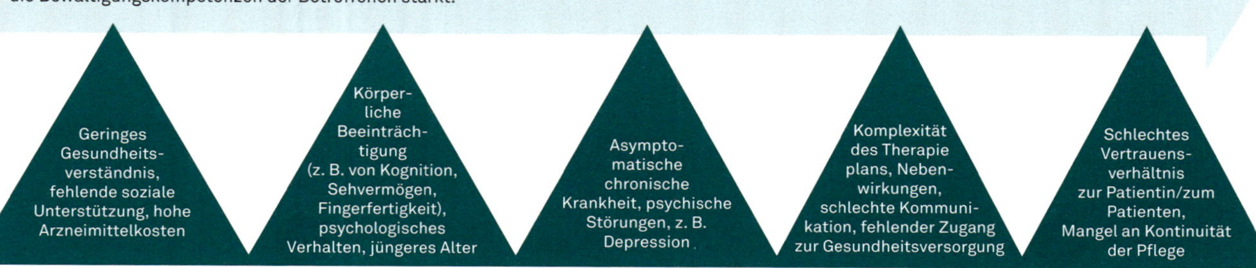

Gründe der Adhärenzminderung

Abbildung 5-6: Adhärenz

Synonym

Adherence to therapy

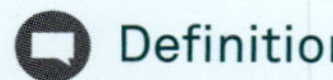

Definition

Mit Adhärenz ist das individuelle Ausmaß gemeint, mit dem der einzelne Patient den gemeinsam mit dem Physiotherapeuten vereinbarten Therapieplan realisiert. Grundsätzlich wird davon ausgegangen, dass die Mitwirkung und intrinsische Motivation des Patienten den Therapieerfolg bestimmt.

Prinzip

Adhärenz zeigt an, dass das Patientenverhalten mit den Empfehlungen der Physiotherapeuten und Ärzte übereinstimmt bzw. wie viel und ggf. in welchem konkreten Bereich das Patientenverhalten davon abweicht.

Im Gegensatz zur Compliance (S. 172), bei der es darum geht, dass sich der Patient zum Erreichen des Therapieziels an die ärztliche Verordnung, das manualtherapeutische Hausübungsprogramm (S. 153), den Medikamentenplan etc. halten muss und quasi eine passive Rolle einnimmt, geht es bei der Adhärenz um den Patienten als ein aktiver Partner im manualtherapeutischen Prozess.

Die Idee ist, dass der Physiotherapeut und der Patient auf Augenhöhe (Winkelmann & Helmer-Denzel, 2022) interagieren. Das bedeutet, dass der Physiotherapeut und der Patient für den Therapieerfolg erforderlich sind und gleichermaßen verantwortlich. Der Patient ist in dieser Beziehung der Experte seiner Erkrankung.

Im Entscheidungsprozess (Clinical Reasoning, S. 126) suchen beide nach der größtmöglichen Schnittmenge. Ziel ist die nachhaltige Stabilisierung des Patienten. Der Patient kann trotz der Erkrankung eine aktive Rolle wahrnehmen, weil er als mündig betrachtet wird, was mögliche Ambivalenzen einschließt. Für das Team (Teamkultur, -besprechung, S. 164) bedeutet diese Zusammenarbeit mit den Patienten, dass die Entscheidungen der Patienten respektiert, akzeptiert und überdies ausgehalten werden müssen.

Praxistipp

Verfahren zur Messung der Adhärenz sind bspw.:

- Bestimmen des Medikamentenspiegels
- Elektronisches Monitoring (Digitale Gesundheitsanwendungen) oder
- Führen des Therapie-/Schmerztagebuches.

Es ist wissenschaftlich belegt, dass die Adhärenz im Behandlungsverlauf sinkt und besonders gering bei Menschen mit chronischen Erkrankungen ist.

Dokumentation

Patient/Patientin	Name, Geburtsjahr, Geschlecht	• Beruf/Tätigkeit • Freizeit/Sport • Nebenerkrankungen	Aktuelle ärztliche Diagnose
Anamnese			
Befund	• Allgemeine Übersicht im Stand – Statik (Inspektion und Palpation) • Untersuchung des Ganges • Palpation der Gewebsschichten – Haut/Unterhaut, Muskulatur, Periost • Orientierende Untersuchung der Wirbelsäulenabschnitte und ggf. peripherer Gelenke • Gezielte Untersuchung der Wirbelsäulenabschnitte und peripherer Gelenke • Muskeluntersuchung – Triggerpunkte, Verspannung, reversible strukturelle Verkürzung (RVS), Abschwächung		
Befundwertung			
Behandlungsziel			
Behandlungsplan			
Behandlungsaufbau	• Behandlungstage • Was und wie wurde behandelt • Selbstübungen • Nachkontrolle vorheriger Behandlung		
Abschlussbefund, Behandlungsergebnis	• Dokumentation • Empfehlung für weitere Therapien (auch Hilfsmittelberatung)		

Tabelle 5-3: Dokumentation

Synonym

Behandlungsdokumentation, Therapiedokumentation, Krankenunterlagen, Patientenakte

Definition

In Deutschland ist seit dem Jahr 2013 das Gesetz zur Verbesserung der Rechte von Patientinnen und Patienten bindend. Aus dem hierin aufgeführten Behandlungsvertrag zwischen Therapeut, Patient und ggf. Dritten (z.B. Gesetzliche Krankenversicherung) leitet sich ab, dass die dem Patienten zugesagte, medizinische Behandlung nach den zum Zeitpunkt der Behandlung bestehenden, allgemein anerkannten fachlichen Standards zu erfolgen hat. Zu diesen Pflichten zählen auch:

- Aufklärung
- Dokumentation
- Gewähren des Einsichtsrechts der Patienten in Krankenunterlagen.

Prinzip

Vom Gesetzgeber wie auch von den Versicherungsträgern existieren keine klaren Vorschriften, in welcher Form und wie detailliert die Dokumentation auszusehen hat.

Allerdings sind jeder Arzt und Physiotherapeut dazu verpflichtet, eine Dokumentation zu erstellen. Zunächst ist zu prüfen, welcher Rahmenvertrag (z.B. Krankenversicherung, Unfallversicherung) bezogen auf den Patienten relevant ist.

In der Leistungsbeschreibung zum bundesweiten Rahmenvertrag für Leistungen der Physiotherapie (Bundesamt für Justiz, SGB V, Abs. 1, § 125) heißt es: „Entsprechend § 14 Abs. 4 dieser Rahmenempfehlungen wird im Interesse einer effektiven und effizienten physiotherapeutischen Behandlung eine Verlaufsdokumentation geführt. Sie erfolgt je Behandlungseinheit und umfasst die im einzelnen erbrachte Leistung, die Reaktion des Patienten und ggf. Besonderheiten bei der Durchführung. Sofern der behandelnde Vertragsarzt dies auf der Verordnung kenntlich gemacht hat, unterrichtet der Therapeut diesen gemäß § 17 Abs. 6 der Empfehlungen gegen Ende der Behandlungsserie über den Stand der Therapie.“

Praxistipp

Die Dokumentation umfasst gemäß BGB, §§ 630f insbesondere die Anamnese (S. 80), Diagnosen (S. 116), Untersuchungen, Untersuchungsergebnisse, Befunde, Therapien und ihre Wirkungen, Einwilligungen und Aufklärungen (S. 130) und Arztbriefe.

Für Praxisinhaber, Angestellte und Fachliche Leitungen können spezielle Regelungen zur Dokumentationspflicht gelten, die in den Rahmenverträgen zwischen Physiotherapie-Berufsverbänden und den Krankenkassenverbänden vereinbart wurden.

Die Dokumentation ist ein Aspekt zur Sicherstellung von Struktur-, Prozess- und Ergebnisqualität einer Gesundheitseinrichtung (Winkelmann & Rogalski, 2021).

Kasuistik: Beispiel einer Funktionsstörung des Schultergürtels

Anamnese der Patientin

Weiblich, berufstätig als Lehrerin, Alter. 28 Jahre, Sport/Freizeit: aktive Badmintonspielerin (6–8 Spielstunden/Woche), klagt seit zwei Jahren über Beschwerden in der linken Schulter.

Eingangsuntersuchung

Befund

- Inspektion: Ausgeprägte Atrophie M. deltoideus – deutlicher Schultertiefstand links
- Palpation
- Druckempfindlichkeit: Akromioclavikulargelenk (ACG)

Funktionsbefund

- Schmerzhafte Funktionsstörung im ACG (C4),
- bei passiver Innenrotation Schmerzausstrahlung im Oberarm (C5),
- Abduktion gegen Widerstand schmerzhaft,
- unter Traktion Schmerzverringerung,

Weitere Funktionsstörungen

CTÜ, 1. Rippe, Daumensattelgelenk

Muskuläre Befunde

Triggerpunkte (S. 50)/Verspannungen im M. supra- und M. infraspinatus, Finger- und Handextensoren und M. supinator

Befundwertung

Die Widerstandstests sprechen für eine Läsion der Insertionssehne („painful arc") des M. supraspinatus sowie eine Funktionsstörung im Sinne der Verkettung CTÜ, 1. Rippe, Daumensattelgelenk, Finger- und Handextensoren sowie M. supraspinatus. Die Ursachen sind eventuell sportartspezifisch und/oder die langanhaltenden Beschwerden.

Diagnose: Impingementsyndrom (schmerzhafte Verengung unter dem Schulterdach) linke Schulter

Therapeutische Interventionen unter kontinuierlicher Befundkontrolle: Nach ausführlicher Beratung und Aufklärung (Winkelmann & Helmer-Denzel, 2022; Winkelmann & Görgner, 2023) wird in Abstimmung mit der Patientin eine Kombinationstherapie bestehend aus Manueller Therapie (S. 22) und Medizinischer Trainingstherapie (S. 146) eingeleitet.

Therapieziele

Aufhebung der Funktionsstörung

Abnahme der schmerzhaften Bewegungseinschränkungen

Behandlungsprinzip
Triggerpunkt-Behandlung vor Verspannungsbehandlung und daran anschließend Korrektur der Stereotype-Störung (S. 64).

Therapieverlauf
Im Vordergrund der Manuellen Therapie stand die Mobilisation (S. 140) der funktionsgestörten Gelenke:

- ACG, CTÜ, 1. Rippe, Daumensattelgelenk.
- Behandlung der Muskulatur: M. supra- und M. infraspinatus, M. supinator, Finger- und Handextensoren unter den bewährten Richtlinien der Muskelbehandlung (Neuromuskuläre Techniken, S. 142) und Einbeziehung von Faszientechniken.

Die Medizinische Trainingstherapie diente u. a. der Propriozeptionsschulung unter Einsatz des Propriomed (Schwingstab: über Frequenz und Amplitude der Schwingungen wird das sensomotorische System angeregt). Es wurden reaktive Übungen unter Teilbelastung und Entlastung des gesamten Körpergewichtes, Krafttraining hauptsächlich als Multi-joint-Training, Übungen zur Wiederherstellung physiologischer Verhältnisse der Innenrotation/Außenrotation und zur Zentrierung des Oberarmkopfes eingesetzt.

Behandlungsergebnis und Therapieende
Aufgrund sehr guter Compliance (S. 172) der Patientin, die die Hinweise des Therapeuten-Teams (Winkelmann & Helmer-Denzel, 2022) aufgreifen und in den Alltag integrieren konnte, war das Behandlungsergebnis schon nach kurzer Zeit befriedigend. Vier Wochen nach Therapiebeginn war die Patientin in den Alltagsbewegungen beschwerdefrei. Die Patientin setzte das angeleitete Übungsprogramm (Winkelmann & Görgner, 2023) selbstständig fort. Sie begann wieder mit dem Badmintonspielen.

Kasuistik: Beispiel einer Funktionsstörung am Ellenbogen

Anamnese des Patienten

Männlicher Patient, Alter 43 Jahre, berufstätig als Zimmermann, klagt über Schmerzen an der Außenseite des rechten Ellenbogens sowohl bei der Berufsausführung als auch im Alltag. Zusätzlich gibt er Schmerzen und Verspannungen der Nackenmuskulatur an. Die Funktionsuntersuchung beim Hausarzt ergab eine schmerzhafte Handgelenkextension gegen Widerstand.

Eingangsuntersuchung

Befund

- Inspektion
- Ellenbogen rechts: Hypertonus Muskulatur
- HWS: Spannungserhöhung M. trapezius pars descendens, M. levator scapulae, Mm. scaleni rechts
- Palpation
- erhöhte Hauttemperatur rechter Ellenbogen
- Druckschmerz Ansatzstelle M. extensor carpi radialis brevis auf dem vorderen Abschnitt des lateralen Epikondylus
- Schmerzhafter Tonus der Nackenmuskulatur rechts (M. trapezius pars descendens, Mm. scaleni, M. levator scapulae)

Funktionsbefund

- artikuläre Befunde HWS: zervikothorakaler Übergang (Retroflexion), obere Rippen (1–3 rechts), Akromioclaviculargelenk (ACG), muskuläre Dysbalancen im Sinne eines oberen gekreuzten Syndroms (S. 64)
- Extension/radiale Abduktion im Handgelenk gegen Widerstand schmerzhaft

Befundwertung

Es liegt ein Missverhältnis aus Belastung/Beanspruchung und damit eine Fehl- bzw. Überlastung der Struktur vor. Hieraus haben sich eine Schonhaltung, Stereotype-Änderung und ein Funktionswechsel entwickelt. Eine sinnvolle Kombination von Therapieverfahren inkl. Arbeitsplatzanalyse ist notwendig.

Diagnose: RSI (Repetitive Strain Injury/Verletzung durch wiederholte Belastung) Tennisellenbogen

Therapeutische Interventionen unter kontinuierlicher Befundkontrolle: Nach ausführlicher Beratung (Winkelmann & Helmer-Denzel, 2022; Winkelmann & Görgner, 2023) und Aufklärung (S. 130) wird in Abstimmung mit dem Patienten eine Kombinationstherapie bestehend aus Manueller Therapie (S. 22), Physikalischer Therapie, Arbeitsplatzberatung, Medizinischer Trainingstherapie (S. 146) eingeleitet.

Therapieziele
Langfristig ein schmerzfreies, leistungsfähiges Tätigkeitsmuster erreichen.

Therapieverlauf
- Arbeitsplatzanalyse (Bewegungen und Handlungsabläufe) – ergonomische Gestaltung des Arbeitsplatzes
- Unterbrechungen der immer gleichen statischen Bewegungen unter Krafteinsatz, indem z. B. Dienstgänge als Pausen für körperliche Dauerbelastung integriert werden
- Reduzierung ungünstiger Bewegungshaltungen oder -abläufen

Manuelle Therapie
- Verbesserung/Beseitigung artikulärer Funktionsstörungen: Mobilisation (S. 140) CTÜ, obere Rippen 1–3, ACG,
- Ausgleich arthromuskulärer Dysbalancen: Halsfaszien (vordere/mittlere/Ober- und Unterarm),
- Relaxations-/Triggerpunkt-Behandlung: M. trapezius descendens, Mm. Scaleni, M. levator scapulae, Finger- und Handextensoren,
- Stabilisation: tiefe Halsbeuger, Schulterblattfixatoren,
- inklusive ausgewählte Selbstübungen (S. 153).

Behandlungsergebnis und Therapieende
Die befundgerechte Behandlung und Arbeitsplatzanalyse sowie die Compliance (S. 172) des Patienten führten insgesamt zu sehr guten Erfolgen.

Funktionsstörungen zeigten, dass die Ursache in konditionellen Defiziten der betroffenen Strukturen lag.

Um Rezidive langfristig und möglichst dauerhaft zu vermeiden, waren im vorliegenden Fall zwingend erforderlich
- konsequente Arbeitsplatzveränderung
- Sekundärprävention
- Anleitung spezifischer Selbstübungen, die sich unkompliziert in das Alltags- und Berufsleben integrieren lassen.

6 Schlusswort

In diesem Fachbuch wurde im Hinblick auf die Komplexität von Funktionsstörungen und Schmerzen von Patientinnen und Patienten die Rolle Medical Expert aus dem CanMEDS-Rollenkonzept herausgegriffen. Dabei ging es besonders um die manualmedizinische und manualtherapeutische Perspektive. Die Gesundheitsversorgung berücksichtigt, unabhängig von der Profession die bio-psycho-sozialen Befindlichkeiten des Patienten/der Patientin. Hierzu sind sowohl evidenzbasierte Konzepte als auch Interdisziplinarität erforderlich. Darüber hinaus nehmen die Patientinnen und Patienten selbst eine bedeutende Rolle im Versorgungsprozess ein. Um dieser gerecht zu werden, haben die Edukation, das Fördern der Selbstwirksamkeit und Eigenübungsprogramme einen großen Stellenwert in der Manuellen Therapie. Die Rolle eines Medical Expert für Manuelle Medizin oder Manuelle Therapie verlangt neben fachlicher und methodischer Expertise auch die Netzwerkarbeit, Kooperation, Kommunikation, Management- und Organisationsgeschick sowie den Willen zum lebenslangen Lernen, z. B. als Fortbildung nach Zertifikatsabschluss.

Das Rollenkonzept CanMEDS stammt aus Canada und bildet mittlerweile in vielen Aus- und Weiterbildungsprogrammen im Gesundheitswesen den Rahmen für Lernziele und -inhalte. Dieses Buch ist Teil der Reihe zum Rollenkonzept (siehe Literatur): Jedes Buch greift jeweils eine Rolle heraus. Im Sinne eines erweiterten Glossars wird darin aufgezeigt, was diese Rolle besonders auszeichnet, welche Schnittmengen zu den weiteren Rollen bestehen und wie die praktische Umsetzung gelingen kann.

Literatur

Anochin, P.K. (1967). *Das funktionelle System als Grundlage der physikalischen Architektur des Verhaltensaktes*. Fischer.

Arbeitsgemeinschaft der Wissenschaftlichen Medizinischen Fachgesellschaften (AMWF). (2018). *Funktionelle Körperbeschwerden. S3-Leitlinie (Reg-Nr. 051-001)*. https://register.awmf.org/assets/guidelines/051-001l_S3_Funktionelle_Koerperbeschwerden_2018-11.pdf

Bischoff, H.-P., Moll, H. & Wagner, F. (2023). *Lehrbuch der Manuellen Medizin* (8. Aufl.). Spitta GmbH

Buchmann, J., Harke, G., Kayser, R. & Smolenski, U. (2010). Differentialdiagnostik manualmedizinischer Syndrome der oberen Extremität. *Manuelle Medizin*, 3, 179–191. https://doi.org/10.1007/s00337-010-0762-2

Dejung, B. (2022). *Manuelle Triggerpunkt-Therapie und Dry Needling bei chronischen Schmerzen. Die myofasziale Wissenschaft als Hilfe für eine ungelöste Herausforderung*. Hogrefe. https://doi.org/10.1024/86165-000

Deutsches Institut für Medizinische Dokumentation und Information (DIMDI). (2019). *ICD-10-GM Version 2019. Verhaltens- und emotionale Störungen mit Beginn in der Kindheit und Jugend (F90-F98)*. https://www.dimdi.de/static/de/klassifikationen/icd/icd-10-gm/kode-suche/htmlgm2019/block-f90-f98.htm#:~:text=4%2D%20Stereotype%20Bewegungsst%C3%B6rungen&text=Willk%C3%BCrliche%2C%20wiederholte%2C%20stereotype%2C%20nicht,psychischen%20oder%20neurologischen%20Krankheit%20sind

Donnelly, J.M. (2022). *Travell, Simons & Simons' Handbuch der Muskeltriggerpunkte*. Urban & Fischer.

Frisch, H. (1993). *Programmierte Untersuchung des Bewegungsapparates*. Springer. https://doi.org/10.1007/978-3-662-09497-6-7

Greenman, P.E. (1996). *Principles of Manual Medicine*. Lippincott Williams & Wilkins/Wolters Kluwer.

Johnston, W.L. & Williams, H.D. (1994). *Functional methods: a manual for palpatory skill development in osteopathic examination and manipulation of motor function*. American Academy of Osteopathy.

Jones, L.H. (2005). *Strain-Counterstrain: Osteopathische Behandlung der Tenderpoints*. Urban & Fischer.

Junghanns, H. (1954). Das Bewegungssegment der Wirbelsäule und seine praktische Bedeutung. *Archives of Orthopaedic and Trauma Surgery*, 104, 87–91.

Korr, I.M. (1947). The neural basis of the osteopathic lesion. *Journal of American Osteopathy Association*, 47(4), 191–198.

Lewit, K. (2007). *Manuelle Medizin: bei Funktionsstörungen des Bewegungsapparates*. Urban & Fischer.

Laube, W. (2009). *Sensomotorisches System*. Thieme.

Laube, W. (2020). *Sensomotorik und Schmerz. Wechselwirkungen von Bewegungsreizen und Schmerzempfinden*. Springer. https://doi.org/10.1007/978-3-662-60512-7

Müller, S.M., Winkelmann, C. & Grunwald, M. (2022). *Lehrbuch Haptik: Grundlagen und Anwendung in Therapie, Pflege und Medizin*. Springer. https://doi.org/10.1007/978-3-662-65026-4

Paoletti, I. (1998). Handling „incoherence" according to the speaker's on-sight categorization. In C. Antaki & S. Widdicombe (Eds.), *Identities in talk* (pp. 171–190). Sage Publications Ltd.

Sackett, D.L., Rosenberg, W.M.C, Gray, J.A.M., Haynes, R.B. & Richardson, W.S. (1996). Evidence based medicine: what it is and what it isn't. *BMJ*, 312, 71. https://doi.org/10.1136/bmj.312.7023.71

Schildt-Rudloff, K. & Harke, G. (2016). *Wirbelsäule*. Elsevier.

Smolenski, U.C., Buchmann, J. & Beyer, L. (2016). *Janda Manuelle Muskelfunktionsdiagnostik*. Elsevier.

Tittel, K. (1995). *Beschreibende und funktionelle Anatomie*. Kiener Verlag.

Winkelmann, C. & Rogalski, C. (2021). *BWLight für Gesundheitsberufe. Plan-Do-Check-Act für Klinik und Praxis*. Hogrefe. https://doi.org/10.1024/86132-000

Winkelmann, C. & Helmer-Denzel, A. (2021). *Teambuilding leicht gemacht. Von der Projektidee zum Teamerfolg*. Hogrefe. https://doi.org/10.1024/86177-000

Winkelmann, C. & Helmer-Denzel, A. (2022). *Zielgerichtete Kommunikation. Von A wie Anstoß bis Z wie Zwei-Spalten-Methode*. Hogrefe. https://doi.org/10.1024/86230-000

Winkelmann, C. & Görgner, A. (2023). *Schmerzmanagement auf einen Blick*. Hogrefe. https://doi.org/10.1024/86289-000

Weiterführende Literatur

Best, N., Best, S., Bocker, B. & Aurich, M. (2017) Der Bregma-Test (BT) – Ein orientierender Test zur Abschätzung der Störungen der allgemeinen sensomotorischen Fähigkeiten im tiefen stabilisierenden System. *Physikalische Medizin, Rehabilitationsmedizin, Kurortmedizin*, 27(02), 83–86.

Beyer, L., Liefring, V., Niemier, K. & Seidel, E. (2023). *Funktion – Störung – Krankheit. Funktionsmedizin des Bewegungssystems*. Kiener.

Böhni, U., Lauper, M. & Locher, H. (2015). *Manuelle Medizin 1. Fehlfunktion und Schmerz am Bewegungsorgan verstehen und behandeln*. Thieme.

Brügger, A. (2000). *Lehrbuch der funktionellen Störungen des Bewegungssystems*. Fischer.

Dvorak, J., Dvorak, V., Gilliar, W.G., Schneider, W., Spring, H. & Tritschler, T. (2008). *Musculoskeletal Manual Medicine: Diagnosis and Treatment*. Thieme.

Hansen, K. & von Staa, H. (1938). *Reflektorische und algetische Krankheitszeichen der inneren Organe*. Thieme.

Kayser, R. & Beyer, L. (2017). *Repetitorium Manuelle Medizin/Chirotherapie*. Springer. https://doi.org/10.1007/978-3-662-49761-6

Kolster, B.C., Gesing, V., Winkelmann, C. & Alt, A. (2023). *Handbuch Physiotherapie. Umfassend Aktuell Evidenzbasiert Praxisnah*. KVM.

Kubat, H., Schulze, E. & Teurer, I. (2021). *Kopfarbeit in guten Händen*. Hogrefe.

Müller, S.M., Winkelmann, C. & Grunwald, M. (2022). *Lehrbuch Haptik: Grundlagen und Anwendung in Therapie, Pflege und Medizin*. Springer. https://doi.org/10.1007/978-3-662-65026-4

Neumann, H.D. (2003). *Manuelle Medizin*. Springer. https://doi.org/10.1007/978-3-642-55531-2

Niemier, K. & Seidel, W. (2009). *Funktionelle Schmerztherapie des Bewegungssystems*. Springer. https://doi.org/10.1007/978-3-540-88799-7

Paoletti, S. (2023). *Faszien. Anatomie, Strukturen, Techniken, Spezielle Osteopathie*. Urban & Fischer.

Sachse, J., Harke, G. & Linz, W. (2012). *Extremitätengelenke, Manuelle Untersuchung und Mobilisationsbehandlung für Ärzte und Physiotherapeuten*. Urban & Fischer.

Schleip, R., Findley, T.W., Chaitow, L. & Huijing, P.A. (2014). *Lehrbuch Faszien*. Elsevier.

Seifert, I.S. (2017). *Praxis der manuellen Medizin bei Säuglingen und Kindern*. Springer. https://doi.org/10.1007/978-3-662-52750-4

Autorinnen und Autor

Prof. Dr. rer. med. Claudia Winkelmann promovierte an der Medizinischen Fakultät der Universität Greifswald. Sie ist unter anderem Schwerpunktprofessorin für Qualitätsgesicherte Strukturentwicklung in Studium und Lehre mit Wissenschaftlicher Gesamtleitung des Bereichs Weiterbildung an der Alice-Salomon-Hochschule Berlin. Davor war sie Studiendekanin und Studiengangsleiterin im Studiengang Interprofessionelle Gesundheitsversorgung an der Dualen Hochschule Baden-Württemberg. Sie forscht unter anderem in BMBF geförderten Projekten zur flächendeckenden Versorgung Hochbetagter, zu Haptik und Zukunftsmodellen der Arbeit. Als Physiotherapeutin, unter anderem auch zertifiziert in Manueller Therapie, sowie als Führungskraft war sie in verschiedenen Universitätsklinika tätig. Sie engagiert sich in Fachgesellschaften sowie Stiftungen und bringt ihre Expertise darüber hinaus als wissenschaftliche Beirätin diverser Fachjournals und Verlage ein.

Prof. Dr. med. habil. Lothar Beyer ist Facharzt für Physiologie und Herausgeber der Fachzeitschrift „Manuelle Medizin", European Journal of Manual Medicine. Er studierte Humanmedizin in Olomouc (Tschechien) und promovierte sowie habilitierte an der Universität Leipzig. Zu seinen Funktionen gehörten Facultas docenti und Dozentur für Sportphysiologie, Leiter der Abteilung Physiologie am Institut für Körperkultur und Sport Leipzig (Neurophysiologie, Muskelphysiologie), Betreuung des Leistungskaders Turnen und Ringen, Gastprofessur für Physiologie in Maputo (Mozambique). Von 1985 bis 1993 war er ordentlicher Professor für Physiologie an der Friedrich-Schiller-Universität Jena und von 1991–1996 Fachgutachter beim Bundesinstitut für Sportwissenschaften Köln. Er ist Gastdozent an der Ernst-Abbe-Hochschule Jena (Physiologie/Anatomie), Autor zahlreicher wissenschaftlicher Publikationen, unter anderem zu den Themen Sportmotorik/Motorik sowie Grundlagen der Manuellen Medizin. Darüber hinaus engagiert er sich als Mitglied im wissenschaftlichen Komitee der internationalen Akademie für Muskuloskelettale Manuelle Medizin (IAMMM).

Petra Günther (MSc) absolvierte von 1983 bis 1986 die Fachschulausbildung als Physiotherapeutin und erwarb von 2011 bis 2013 den Master of Science in Gesundheitspädagogik/Health Education. Sie verfügt über spezifische Qualifikationen, unter anderem Manuelle Therapie, Fachtherapeutin für Osteopathie, Sportphysiotherapie, Medizinische Trainingstherapie (MTT), Rehabilitationssport, Propriozeptive Neuromuskuläre Fazilitation (PNF). Von 1986 bis 1994 war sie am Sophien- und Hufeland-Klinikum, Zentrum für Physikalische und Rehabilitative Medizin als Physiotherapeutin und stellvertretende leitende Physiotherapeutin tätig. Seit 1994 bis heute füllt sie die Funktion der leitenden Physiotherapeutin am Sophien- und Hufeland-Klinikum, Zentrum für Physikalische und Rehabilitative Medizin aus. Sie ist Autorin zahlreicher, wissenschaftlicher Publikationen und Kursleiterin für Manuelle Medizin, Manuelle Therapie und Osteopathie im Ärzteseminar Berlin (ÄMM).

Anzeigen